便民医疗服务
和就医一卡通信息系统创新运营

主　编　徐红霞　张　铎

副主编　刘敏超

编　委　闫凯平　李云枫　董盛霞　王涤非　刘月辉　范鑫荃
田　甜　赵博雅　宗　静　付文娟　宋羽扬　余　浩
季　磊　唐婵懿　郭　旭　张震江　方　洁　赵　超
梁　静　张文文　许　洁　时　竹　肖　晶

人民卫生出版社

图书在版编目(CIP)数据

便民医疗服务和就医一卡通信息系统创新运营/徐红霞，张铎主编. —北京：人民卫生出版社，2015

ISBN 978-7-117-21340-0

Ⅰ. ①便… Ⅱ. ①徐…②张… Ⅲ. ①医疗卫生服务-管理信息系统-系统管理 Ⅳ. ①R197.324

中国版本图书馆 CIP 数据核字(2015)第 224183 号

人卫社官网	www.pmph.com	出版物查询，在线购书
人卫医学网	www.ipmph.com	医学考试辅导，医学数据库服务，医学教育资源，大众健康资讯

便民医疗服务和就医一卡通信息系统创新运营

主　　编： 徐红霞　张　铎
出版发行： 人民卫生出版社(中继线 010-59780011)
地　　址： 北京市朝阳区潘家园南里 19 号
邮　　编： 100021
E - mail： pmph @ pmph.com
购书热线： 010-59787592　010-59787584　010-65264830
印　　刷： 北京盛通印刷股份有限公司
经　　销： 新华书店
开　　本： 710×1000　1/16　**印张：** 14　**插页：** 4
字　　数： 244 千字
版　　次： 2015 年 10 月第 1 版　2015 年 10 月第 1 版第 1 次印刷
标准书号： ISBN 978-7-117-21340-0/R · 21341
定　　价： 45.00 元
打击盗版举报电话：010-59787491　E-mail：WQ @ pmph.com
(凡属印装质量问题请与本社市场营销中心联系退换)

自 序

医疗卫生事业是重大民生工程，是全体国民的终生福祉与利益关切，也是社会文明发展的重要标志之一，历来受到各国政府的高度重视。医疗机构救死扶伤、治病救人是尊重生命崇高地位的最佳体现，也是国民健康保障的安全网，对一个民族的健康素质和兴衰荣辱负有重大的社会、法律和经济责任。它还是社会生产力最活跃的要素之一，是国家经济发展和社会进步不可替代的原动力。

“大道之行，天下为公。”在医药卫生体制改革中，回归公益性是医学领域和医院发展的本质问题。强化以患者为中心、生命至尊、回归公益性这一基点，就抓住了公立医院管理的核心价值。解放军总医院利用优质医疗卫生资源，借助国有银行完备的金融系统，率先在国内创建了以银行卡取代就医卡的全新的“301 一卡通”信息系统，对破解长期困扰患者就医挂号、候诊、缴费等候时间长，医生接诊时间短的“三长一短”难题进行了有益的探索，使患者挂号在家中、就诊少等候、缴费零排队。

为了更好地总结“301 一卡通”信息系统开发创建的经验，编者对整个项目设计开发中患者就医流程所涉及的预约诊疗、医疗费用结算、计算机网络技术、数字通信和财务监管等各个方面进行了系统整理，编辑成册，以飨读者。

本书分为三部分，第一部分系统介绍了“301 一卡通”信息系统项目的设计、研发、实施和持续改进完善等内容，为全书的重点，也是成书本源所在。第二部分是“301 一卡通”信息系统相关的财经管理业务，是项目成功研发与运行不可或缺的支撑条件。在当前中国医药卫生体制改革持续深入和付费制度变革的条件下，财经运营成为公立医院生存与发展的重要物质基础。第三部分是“301 一卡通”信息系统项目研发与运行的延伸，涉及现行付费制度体系的历史沿革与发展趋势，同时对医疗费用数据发掘利用的重要价值及方法等进行了有益的探索。

“301 一卡通”信息系统是解放军总医院落实医改大政方针，回归公益性，体现医疗服务公平性、可及性实施的顶层设计与数字化建设规划的核心组成部分。在整个项目研发应用过程中，始终得到李书章院长革故鼎新，心系军民理念的支撑；时任副院长任国荃高效协调配给内外优质智力资源；时任医务部副主任江朝光同志悉心指点。他们在项目实施最艰难时刻起到了钩玄提要、攻艰克难的作用，终使这一银医结合、军民共建的利民便民惠民工程成为善果，达到了预期管理目标，取得了巨大的社会效益和经济效益。

在此衷心感谢肖先福老师，他以其特有的博学气质、深厚的人文素养和渊博的才学，从高视野、深层次、新角度为本书把握撰写方向，点拨思想、启迪智慧，并以其多年积淀升华的医院管理哲学为本书提出建设性的修改意见，使整书能够如期展示在读者面前。

名医平病，圣医安邦。医乃大德，功可盖世。

当前，中国健康产业整体发展和医疗卫生事业改革如日中天，呈现出千帆竞发、百舸争流的态势。中国医学领域的卓越典范和广大一线精英，在医学科学技术进步、勇担社会责任、创造医疗服务价值的宏伟大业中，英雄史诗般地实践着白衣天使的诺言，并在医疗服务实践中不断地创造着安邦济世的奇迹。他们允忠允诚的高尚情怀和至精至爱的职业操守，使生命希望之灯长明，使人民医疗卫生事业永恒。

徐红霞　张　铎

2015 年 9 月 20 日

前　言

医疗机构是世界上复杂的智力劳动与运营管理系统，它所提供的是知识密集、技术密集、资本密集和劳务密集型的特殊服务。改革开放以来，我国公立医院经历了经济体制改革、医学服务方式转变和医疗服务供需观念革命性变化的洗礼，这些重大历史性变革对医院的服务理念、诊疗流程、资源配置、作业布局和工作效率均产生了深刻的影响。公立医院在服务功能定位、人才队伍培养、医疗技术装备、基础设施建设、医疗服务质量保障患者需求、尊重生命以及安全标准等方面做了重大投资与改进，取得了巨大的成果和进步。

建立健全覆盖城乡居民的基本医疗卫生服务体系，按照政府相关方针政策认真贯彻落实为群众提供安全、质优、有效、方便和价廉的医疗卫生服务，已经成为医疗机构改革的基本内容。当前，如何解决“看病贵，看病难”和“三长一短”的顽疾不仅是党和政府对公立医院最基本的要求和公众的迫切需求，也是医院改革的首要任务之一。

在我国，门急诊是医院医疗服务的桥头堡，在整个医疗服务体系中占据半壁江山，是医院最先接触患者、就医人数最多、时间最集中的场所。因门急诊区域是服务范围最广的地段，这一重要窗口具有多学科服务、多专业交叉、多流程融合的特点，直接反映医院专业技术水准、综合服务效能和整体管理水平。同时，门急诊的优良服务也为后续住院患者的治疗提供了管理基础。

挂号与医疗费用结算是整个医疗服务链条中最重要的环节之一，负有重大的经济责任、法律责任和社会责任，直接影响到医院运营效率和经济效益。解放军总医院为了贯彻落实中央有关医改政策，促进社会和谐，为政府分忧，针对总医院当年门诊楼容积小、军地患者逐年大幅增长、管理流程繁冗和信息系统运行效率低下等问题，组建专项工作组，对国内外各类医疗保障卡的服务方式和工作种类进行系统研究，提出方便患者就医的

"301 一卡通"信息系统功能设计要求，结合医疗服务管理目标，对医疗费用结算和挂号一体化管理信息系统进行整合、优化和升级，特别是医院HIS、ERP、银行系统、95169 全国健康咨询及就医指导平台、114 北京预约挂号统一平台和自助服务平台的对接，进行周密的蓝图设计、系统创建、运行验证、完善和优化，从而建立起集科学性、实用性、可行性和先进性功能为一体的"301 一卡通"信息系统。

实践证明，医疗卫生事业的进步与发展是社会文明的重要标志之一，也是一个国家国泰民安的重要支柱。居民所享有的医疗卫生服务水平不仅直接关系到个人与家庭的健康与尊严，也直接关系到社会基础的和谐与稳定。"301 一卡通"信息系统为破解"三长一短"难题提供了一揽子解决方案，从就医模式上改变了患者来院就医流程，从重大民生角度整合了银行金融体系和医疗卫生优质资源，为居民提供了全新的医疗服务模式，最大限度地满足了患者安全、优质、便捷和经济的医疗服务需求。"301 一卡通"成为富有鲜明时代特征、具有良好推广价值的全新医疗服务信息系统，取得了巨大的社会收益和经济效益，势必对整个医疗服务行业管理产生重大而深远的影响。

徐红霞　张　铎

2015 年 9 月 20 日

目　录

第一部分　“301 一卡通”信息系统

第二部分　一卡通相关财经管理

第三部分　延　伸

第一部分

“301一卡通”信息系统

第一章 导论

第一节 医疗保障卡现状

习近平指出：没有全民健康，就没有全面小康。医疗卫生服务直接关系人民身体健康。要推动医疗卫生工作重心下移、医疗卫生资源下沉，推动城乡基本公共服务均等化，为群众提供安全有效方便价廉的公共卫生和基本医疗服务，真正解决好基层群众看病难、看病贵问题。

当代健康产业已经成为各国政治、经济、科技优先发展的战略目标之一。与发达国家相比，我国健康产业具有巨大的发展潜力和空间。作为公立医院的领导者，必须明确社会责任，以全面提升医院内涵建设为抓手，解决民众就医难问题。

公立医院在整个国家健康产业中具有支撑性地位，它不仅要提供治病救人、救死扶伤的基本医疗服务，同时还要在合理配置有限医疗卫生资源、医学教育、提供预防、减少疾病和重大公共卫生事件中起着重要保障作用。对于整个国家来讲，公立医院对个人健康、家庭福祉和民族健康素质均有着不可替代的重要作用。

一、国外医疗保障卡现状

自 20 世纪 90 年代初，发达国家的医疗机构信息化程度在技术上趋于成熟。在西欧等国家，居民就医三级检诊制度的实现主要采取网络信息传递的方式，而对个人而言，医疗保障卡的使用可使患者利用网络、电视电话和多种声讯设备来达到求医问药的目的。患者在各级各类医疗机构的挂号、就诊、会诊、住院医疗、随访等所有就诊和费用信息均可集中在一张卡上实现。

第一代医疗保障卡随医院信息化进程而诞生，主要解决区域医疗卫生资源合理配置和医院费用结算及患者就医的便捷性问题。主要功能是存储个人健康、医疗保险等信息。患者在社区诊所、综合性医院和专科医院就诊可依据个人医疗保障卡中的信息完成。

第二代医疗保障卡的主要特点是信息容量更大、运行速度更快、各种实用功能更加强大。卡中除记录患者基本健康信息外，还包括影像信息和更详细的电子病历。

当代医疗保障卡的发展集现代信息技术之大成，不仅涵盖了个人的医疗保险信息、个人商业信用等信息，而且增加了更多人性化服务功能，除具备更加完备的电子病历功能外，还可使患者在个人电脑、电视电话上利用医疗保障卡与对点医院或主诊医师进行咨询和会诊。对在家独居的老人和患者，可通过医疗保障卡随时启动视频设备进行远程医疗监护。

二、国内一卡通就医模式解析

国内推行的一卡通种类繁多，但主要包括两种模式：①预储值模式：能够管理患者资金，为医疗支付提供方便，如市民卡、储值卡、京医通卡等；②银行卡模式：包括“301 一卡通”、居民健康卡等。

（一）预储值模式

1. 医疗预付费卡方式　医疗预付费卡是医院自行设计、制作和发行的 IC 储值卡，是以医疗卡为载体，向卡内充值后就医的预付费就诊模式。

2. 医疗卡与银行卡绑定卡转储方式　通过银行卡与院内医疗卡绑定，通过窗口预付费或自助转账预付费储值就医。初诊患者可持有效证件办理此种就诊卡，通过网上银行、银行自助设备或通过医院自助转账机将一定金额从银行卡转入医院账户，实现对医疗卡的充值。

3. 预储值模式存在的缺陷　预储值模式在一定程度上缓解了患者的就诊难题，优化了就诊流程，但通过调研发现预储值模式仍存在以下缺陷：

（1）预储值模式须预储现金或转账后才能使用，此卡作为存储医疗费用的介质，并无直接支付功能，患者频繁续退押金，排队次数不但没有减少，反而增加。

（2）预储值模式下患者必须将个人资金存入医院账户作为预交押金，患者有利息损失；存储时使用的现金有资金管理安全隐患。同时就诊结束后留在医院账户中的余额医院要永久明细结转管理，增加了管理的强度和难度。

（3）预储值模式尚未实现院外远程预约挂号、直接挂取号源、前置扣费等功能。

（二）银行卡模式

1. “301 一卡通” “301 一卡通”信息系统直接启用银行卡为就医卡，并且支持借记卡（储蓄卡）和贷记卡（透支卡）持卡就医，办卡流程与通常所说的银行卡办卡管理规定相同，完善了以往就医卡的功能，创建了全新的诊疗模式。需要说明的是，医院可选择任意一家或多家银行合作。

2. 居民健康卡 居民健康卡是指基于区域卫生信息平台、居民电子健康档案和医疗机构电子病历，在医疗卫生服务活动中用于居民身份识别、个人基本健康信息存储、实现跨区域跨机构就医数据交换和费用结算的信息载体，目前居民健康卡只支持借记卡。

第二节 “301 一卡通”信息系统概述

一、“301 一卡通”信息系统研发需求

挂号与医疗费用结算关系到整个医疗服务的运行效率和诊疗结果，也是实现医疗服务价值创造变为现金流的两个重要端点。在国内大多数公立医院，挂号与收费是两个不同的管理范畴。

在我国大多数公立医院，挂号与收费隶属于两个工作部门。患者就医过程中需要多次往返窗口，挂号、缴费时间长，窗口交叉排队已成为困扰患者就医的首要顽疾。

挂号与医疗费用结算一体化管理的目标是以全面推动和实现医疗费用结算与挂号工作质量质的飞跃为标志。挂号与医疗费用结算需要更加简捷、准确、透明、安全的服务流程和信息系统，从而满足患者的需求。

随着解放军总医院经营规模和患者数量的大幅度增长，使得现有信息系统的功能远不能满足窗口正常作业需求，因人群密集导致的交叉感染和因人多拥堵造成的人身安全隐患增大。同时由于窗口收取大量现金，也无法从根源上保障资金安全。

对于上述问题，目前只能通过以下三种方式来解决：①提高整个医院工作效率；②通过分级检诊，合理配置有限的卫生资源；③加快数字化建

设。实践经验证明，“301 一卡通”可以很好地实现挂号、收费一体化。

二、“301 一卡通”信息系统功能

1. 多渠道全时挂号　患者可使用工商银行、农业银行、中国银行、建设银行任意一张银行卡，通过其银行网站、客服电话、网点自助终端、手机客户端及院内自助机具，预约 7 天以内就医号源。通过全国健康咨询及就医指导平台（95169 平台）和北京预约挂号统一平台（114 平台）分别提前预约 7 天和 28 天内号源，就诊当日到医院自助机上确认取号。北京地区医保患者通过公共信息平台预约挂号后，可就诊当天在医院自助挂号机上持医保卡进行费用分割，同时使用患者本人银行卡缴费取号。

2. 分时段就医诊疗　患者根据挂号信息，按照提示时间分时段就医。医师接诊时根据预约时间为患者提供诊疗服务，在时间上确保患者权益。

3. 分级检诊与诊间预约挂号　为加强门诊患者复诊的预约服务，对门诊患者复诊实施连续管理，医师根据病情需要，在医师工作站预约分级检诊，复诊患者和当日经分级检诊后需要加号的患者，医师可在医师工作站直接进行诊间预约和加号，患者持银行卡可自行到自助机具上取号候诊。

4. 多渠道缴费　医师为患者开具各项检查诊疗单据后，患者在整个就医过程中持本人银行卡可直接在医师工作站、自助缴费机具或各种临床检验、医技检查和治疗等费用发生地刷卡缴费。多渠道缴费的推行改变了以往患者多次往返窗口排队缴费、预约检查提前缴费的模式，有效提高了患者诊疗效率。

5. 一卡通综合服务结算窗口　随着“301 一卡通”的应用推广，使用多渠道预约缴费将逐步取代传统人工挂号缴费窗口，但医院仍需保留少量综合服务窗口，负责一卡通业务咨询、特殊业务处理等。

6. 预约检查打包　当医师为患者开具多项检查、检验、治疗项目时，患者可对各个项目进行分时段预约，自主选择诊疗时间。患者可根据不同项目的属性及病情需要合理安排检查检验先后顺序，建立检查、检验、预约诊疗标准化流程。

7. 黑名单管理　“301 一卡通”系统对多次爽约患者 ID、身份证号进行监管，限制同一人每天最多挂专家号不超过一定数量。一旦被锁定，即加入黑名单列表，对于加入黑名单的人员，用其身份证办理的任何一张银行卡都无法再挂取解放军总医院的专家号（急诊除外）。黑名单管理有效

遏制了"号贩子"的行为，保障了患者的公平就医权益。

8. 收付实现制转变为权责发生制 "301 一卡通"就医服务模式的推行，使会计账务由收付实现制转变为权责发生制。这在财务管理和医院运营管理上均是重要突破。理由是：我国公立医院医疗费用结算在账务上大多采用收付实现制，目前看来其弊端有二：①难以保证医疗服务中处于流动性收入结算的准确性；②医院与科室采用的会计与统计核算标准难以统一。从系统上解决变收付实现制为权责发生制，不但可以解决财务管理中核算方法的一致性问题，还可以保证资金管理的准确和及时。

9. 多功能自助服务 "301 一卡通"信息系统可为患者提供多功能自助服务，主要包括：自助预约挂号、自助打印（补打）凭条、自助缴费、自助查询检验、检查和诊疗结果、自助打印化验报告单、自助打印费用清单、自助查询价格、自助打印发票等。

"301 一卡通"信息系统实现患者预约挂号、就诊、检查、取药、住院和随访等一系列诊疗流程再造，实现了患者身份识别的唯一性和诊疗项目费用发生地缴费，对患者个人信息及卡内信息进行读取、续写、自助查询，并可实现化验单和发票打印等功能。

该系统可以最大限度地满足患者安全、优质、便捷和经济的医疗服务需求，缓解患者就诊"三长一短"（挂号时间长、缴费时间长、候诊时间长、就诊时间短）的难题，提供更多更加人性化的自助服务项目和功能。通过 ERP 等信息化手段，实现门诊就诊过程"一站式"和透明化管理，并拓展其他更多人性化服务功能。还可增强收费准确率，确保资金安全，达到提高效率、减员增效的目的。

三、"301 一卡通"应对患者服务的多维度需求

1. 面向多种人群和多种费别 在"301 一卡通"信息系统设计中，必须面对所有就医人员，这些人员从付费方式和个人身份来区分是有较大差别的。如在系统设计中，在身份上要区别军人与地方患者，在费用上要区别自费患者和医保患者。因此新的服务平台必须可同时运行银行借记卡、贷记卡、军人保障卡和院内储值卡等；使不同人群均得到令其满意的医疗服务。

2. 提供一揽子服务，患者就医流程无间断 "301 一卡通"是贯穿整个

医疗就诊流程的主线，将医疗服务各个节点统筹整合，针对患者就医流程的不同时间和不同空间进行全方位系统设计，对包括门诊诊疗、住院治疗和出院后的随访服务在内的服务进行全面覆盖，对所有来院患者提供就医流程无间断服务。

3. 最大限度提高患者就医效率 “301 一卡通”信息系统的实施最大限度地提高了患者的就医效率，破解了长期困扰患者就医的“三长一短”难题：①预约在家中：通过采用院内外多渠道全时挂号解决挂号难、等候时间长的问题，患者可以在当地、在家中通过银行系统网站、客服电话和自助终端机挂号。②就诊少等候：患者可通过号条上或短信提示的确切就诊时间（精确到分）和地点，直接到诊室就诊，节省了等候时间，提高了就医可知性和可控性，解决了候诊时间长的问题。③缴费零排队：通过医师工作站和费用发生地多渠道刷卡结算等方式，患者无须再到人工窗口排队缴费。

4. 服务项目增加人文关怀 在整个“301 一卡通”的项目设计中，对每个流程都进行了周密的设计，特别是在挂号的渠道界面、就诊界面、检查检验界面和计价缴费界面，均以便捷、通畅、易操作和安全为原则进行设计，方便患者就医。在挂号的渠道界面，患者可以选择 7 个渠道 24 小时进行挂号，并在 7 天内进行选择。对特殊人群，如绿色通道患者、老人、儿童，还可选择相对传统的院内预付费制自助挂号。这种充分体现人文关怀的设计，大大减少了患者在院内的流动时间，在方便患者就医的同时也对减少不必要的医疗纠纷起到了一定作用。

5. 多信息系统整合 以银行卡为基础，通过系统设计，结合现代计算机网络技术、现代通讯和现代传媒技术，将医院 HIS 系统、银行金融系统、自助服务系统、公共信息服务系统等整合为一个运行服务平台，为患者提供一站式服务。

四、“301 一卡通”信息系统的预期成果与发展空间

（一）预期成果

1. 极大方便患者，节省了现金成本和隐性成本 患者通过“301 一卡通”实现远程挂号、分时段就诊、诊间预约、费用发生地计价、多功能自助功能服务，节省了大量时间、金钱和精力。使患者减少排队次数 3 ~ 5

次，节省就诊等候时间 2～3 小时。

2. 节省了大量重复开发费用　由于“301 一卡通”信息系统是借用银行卡，以银行卡代替就诊卡，节省了医院自行开发医疗卡的巨额成本。

3. 预留升级空间　当前，就医卡均采用磁条方式进行记录和读取信息，有一定局限性及安全隐患。随着银行卡由磁条卡升级为芯片卡，此卡将具有更加强大的安全性及存储功能。

（二）发展空间

随着患者就医需求的不断增加和信息化的全面推进，在全国范围内建设国家统一的健康信息平台已是大势所趋。在这种背景下，患者只需持集身份证、医疗卡、医保卡、银行卡等功能于一身的居民健康账号即可完成所有就医流程及功能。以居民健康账号为媒介，在国家统一的健康信息平台上实现协同预约诊疗、电子病历、电子健康档案共享、远程医疗、双向转诊、分级协同医疗等管理目标。

“301 一卡通”未来发展将脱离卡的物理概念，将转化为集多功能就医为一体的电子账号，患者持唯一标志患者身份的健康账号便可在健康平台上实现所有就医功能。

“301 一卡通”信息系统是提升医院管理水准和为患者医疗服务的重要载体，在设计、开发阶段和过程中使用均需实践检验，只有通过各种检验才能达到的预期目标。

五、“301 一卡通”信息系统运行检验

（一）稳定性

“301 一卡通”信息系统是以医院 HIS 系统为基础，集银行系统、电信系统和自助服务系统为一体，在设计中，系统稳定性问题主要考虑以下方面：

“301 一卡通”信息系统是以 HIS 系统为基础开发的，在开发过程中不但要解决银行卡子系统与 HIS 系统之间的稳定性问题，还要考虑外界银行系统和自助机具系统、电信系统之间产生的一系列不稳定和不确定因素。为解决这一问题，要采取以下措施。①建立“301 一卡通”独立的服务器，以解决容量超负荷运转问题；②银行系统和自助服务系统以及电信系统均独立开发，在完成开发后独立运行，独立维护，与医院 HIS 系统连接时只要把接口设计开发好，就可以保障整个系统的稳定性；③建立联合维护运

行机制，在各大系统中设专人进行系统维护，及时发现问题、解决问题，以确保整个“301 一卡通”信息系统运行的稳定性；④在硬件设计方面，要对银行专线的搭建以及自助机具的稳定性和耐用性进行严格要求。

（二）可升级兼容性

医院信息系统的建设和发展有一个从无到有、从低级到高级、从单一系统到全面应用的过程，其数据收集、存储、调用对医院来说，是一个永续运行的过程。因此，在“301 一卡通”信息系统的设计开发中必须对其可升级兼容性进行充分的考虑。主要注意以下几个方面：

1. 扩容和升级　“301 一卡通”的整体设计是一个高度集约整合的产物，本身是对原有的挂号、诊疗、检查检验和收费系统进行升级换代，所以在处理原系统数据源时要充分考虑其继承性，以达到平稳过渡的目的。在此基础上完成新系统的上线运行。同时还要留有升级空间。

2. 兼容性　由于医院信息系统所占位置越来越重要，几乎所有部门都有适应自己部门特点的软件或模块来掌控内部工作，但并不是所有应用软件均需自身开发，更多的是靠外部直接购入，这时医院自身系统的兼容性就显得十分重要。“301 一卡通”信息系统要完成所有设计需求，除了靠医院自身组织力量开发，还必须兼容银行金融系统、电信系统、自助服务系统和公共信息平台系统。

（三）运行效能

1. 新就医流程运行效能　“301 一卡通”信息系统以患者为中心进行流程设计，从减少患者“无效等候时间”入手，以信息系统为平台将门诊的各个节点进行精细化管理。

从图 1-1 可以看出，与就医卡模式相比，“301 一卡通”最大限度地服从于患者的诊疗活动，将一些耗时、琐碎的程序压缩，使挂号和缴费不再成为整个诊疗过程的瓶颈。

2. 用分级检诊、诊间预约、区域协调来解决“看病难”的问题　我们以“301 一卡通”为媒介与北京市卫生区域规划的社区门诊积极合作，开展分级检诊和诊间预约制度，做到小病在社区就被得到及时解决、大病经社区门诊转诊快速进医院的分级检诊，可以更加有效地配置稀缺卫生资源，使患者得到更好的诊疗服务。同时与边远地区医疗机构积极合作，以解决偏远山区的看病难问题。

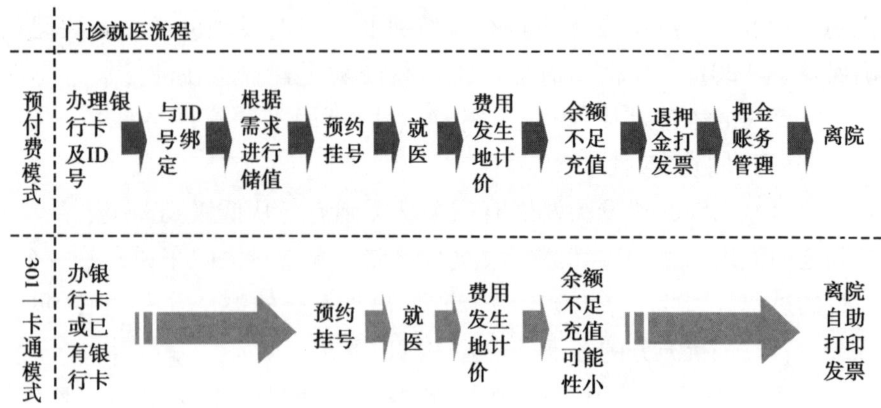

图 1-1 301 一卡通与预付费模式流程对比图

3. 系统运行安全性检验 在“301 一卡通”信息系统设计缴费环节中，在医院发生检查、检验、治疗等医疗行为的患者，可在费用发生地和医师工作站实现刷卡无密支付。银行卡原有安全措施没有任何改变，自助机具挂号、缴费、查询以及 ATM 机上存取款均须输入银行卡密码。即使有银行卡丢失、被盗用情况发生，挂失程序同原有银行卡流程一致。

第二章

“301一卡通”信息系统研发项目实施与过程控制

“301 一卡通”信息系统在整个开发与实施过程中，参照当今国际重大工程研发采用的现代项目管理方式，将项目实施过程分为 3 个阶段，即需求调研阶段、蓝图设计阶段、软硬件开发和测试完善阶段。在任务繁重、资源有限、时间紧迫和人才紧缺的情况下，以高效、优质、低耗的品质管理完成了研发任务。在蓝图设计、项目实施过程管理、项目时间管理和经费预算控制等方面均进行了成功的尝试。

第一节　在研发中采用现代项目管理理论与方法

一、现代项目管理概述

在国际上，项目是一门新兴的管理学科，建立了相应的国际组织，如国际项目管理协会和美国项目管理协会。现代项目管理是 20 世纪 70 年代后期集传统管理学之大成，开始在世界范围内兴起的系统管理方法，它集中了管理学、运筹学、经济学中多种先进管理理念和方法，以优质、高效、守约和经济的强大优势，完成了很多举世瞩目的伟大工程。

（一）现代项目管理的基本内容

1. 项目　现代项目有特定的内涵、管理内容和方法。项目是一项一次性的工作，具有明确的开始时间、结束时间，明确的规模和预算，是一个多任务的复合体，通常它还带有临时性的项目组。

2. 项目管理　指组织实施对实现项目目标所必需的一切活动的计划、安排与控制。项目管理是在包括人、工具和过程所组成的环境内的管理活动。

（二）项目管理的特殊性

1. 独立性　是指整个项目的管理范围、管理边界和管理责任均是独立的。从横向上它与其他项目没有可比性；从纵向上，它与其他项目没有任何联系，一切从零开始。“301 一卡通”信息系统具有独立性，这一系统是全新的就医服务和管理系统，它的开发、实施与其他信息系统完全独立。

2. 专业性　每个项目都具有特殊的专业要求，在项目实施过程中技术专家承担着重要的支撑作用。一般情况下，项目管理者要能够掌控关键技术。“301 一卡通”信息系统有很强的专业性，项目管理者必须精通财务学、计算机网络、现代通信工程和管理学等专业知识才能完成。

3. 一次性　每一个项目的完成只有一次机会，作业的时间表是不能倒转的。“301 一卡通”信息系统研发项目论证过程花费了 6 个月，在批准立项后，对于项目管理人来说没有第二次机会，无论从时间上、财力上，还是心理上只能成功，不能失败。

4. 复合性　每一个项目的实施过程所需要的人力、物力和财力等资源都是在同一过程内支付的，对各种有限资源进行科学、合理的配置是一个极为复杂的过程。“301 一卡通”信息系统研发项目就是一个多学科、多单位合作的大型综合性项目。

二、项 目 经 理

项目经理是项目管理的核心人物，统领项目团队，利用各种资源围绕着项目管理目标进行工作，是项目成败的关键性因素之一。对于项目经理的要求如下：

1. 素质要求　①知识是基础：具备管理知识、专业技术知识和项目相关综合知识；②能力是关键：包括扎实的专业知识，卓越的领导力、商业判断力和决策力，超强的应变力和创新进取能力，组织协调和攻关能力，心理承受和心理调整能力；③品质是根本：对待权利、金钱等欲望必须要有足够的警觉和抵抗力。

2. 形成生产能力的要求　项目经理在接到任务时，要有极强的运筹能力和优秀的生产力形成的素质，具体有两个方面：①能够在最短的时间内在脑中形成项目路线图（图 2-1），这是项目管理中最基本的能力。明确任务后，所进行的工作和流程基本上包括了所有必需的工作和相关流程。②在最短时间内找到项目团队所需要的各类人才，组成项目团队，并根据每个人的专业、能力和角色来分配任务。

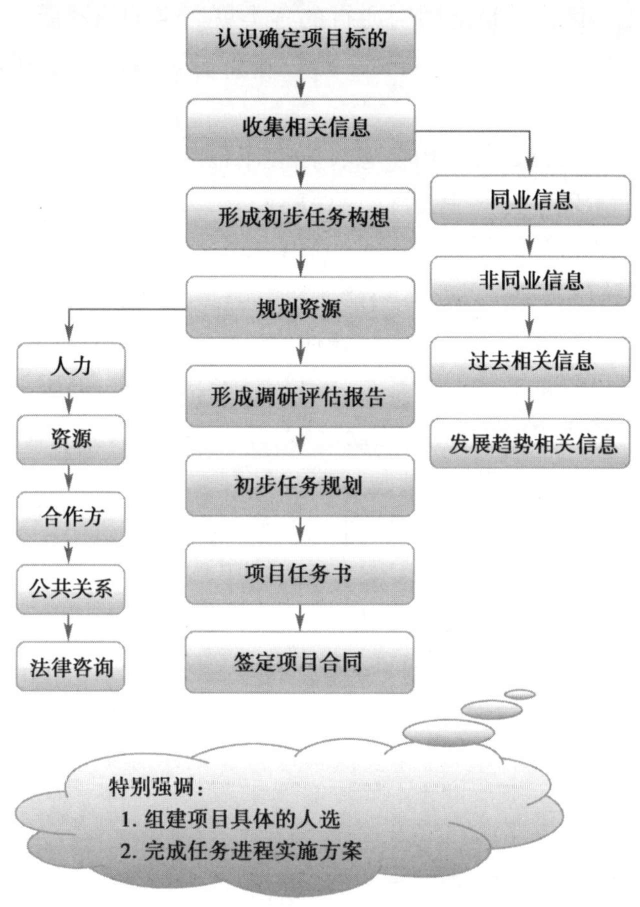

图 2-1 项目经理生产力形成路线图

第二节 “301 一卡通”信息系统研发项目实施要点与原则

一、项目目标与实施阶段

（一）实现目标

“301 一卡通”信息系统研发项目实施所确定的目标是一个集合体，以下各方面缺一不可。

1. 借银行卡为就医卡　借银行卡为就医卡是本项目研发最具创新意义的亮点，这也是区别于目前国内通行的各类就医卡的根本所在，有效破解了目前通行医院就诊卡和就医卡患者必须反复预储值和繁冗财务管理等难题。

2. 银行卡多功能目标　由于患者直接使用本人银行卡，实现了患者就医流、信息流和现金流三者运行管理的同步、高效、安全、透明的设计要求。

（二）系统研发实现的基本功能

1. 以四大技术平台为基础，覆盖所有就医人群　"301 一卡通"信息系统研发项目设计时将医院 HIS 系统、银行金融系统、自助服务系统和公共信息服务平台系统加以整合，涵盖所有人群（军人及家属、地方全费患者、地方医保患者和急诊患者）；既包括窗口挂号患者，也要涵盖通过电话预约平台、银行系统和公共信息网络平台预约的患者。

2. 以再造患者就医流程为载体，实现就诊一揽子服务　患者来院就诊的目的和就诊科室决定了就诊流程。"301 一卡通"信息系统研发项目组将所有可能涉及的流程与节点进行归集、整合，重新进行标准化再造。在对医院所有患者就医流程进行分析后，研发项目组对预约挂号、分诊就医、检查检验和医疗费用结算 4 个主要流程进行了充分调研，并对每个分流程、每个作业节点进行了进一步分析、整理和再造，专门进行软件开发与设计，以达到患者就诊一揽子服务的目标。

二、项目研发前期筹备工作

（一）调研阶段

1. 文献资料研究　对国内外各类就医卡进行了详细的文献资料研究，得出各类医疗保障的功能定位、服务半径、使用周期、升级条件和利弊分析并进行客观评价。

2. 实地调研　项目研发组对北京、四川、江苏、湖北、福建等省、市多个地区、不同等级的三十多家军地医院门诊信息化建设进行了广泛的考察和调研。

在周密调研与充分论证的基础上得出两个结论：①上述所有一卡通卡种均需预储值，解决不了患者就诊往返窗口和医院需要为患者保管账户信息而产生的繁复管理问题，一旦患者离开医院，这种预储值卡就不具备任何金融功能而变为一张“死卡”。②上述系统基本限于门诊使用，而非患者在院就诊的一揽子服务。

（二）设计阶段

项目研发组结合解放军总医院实际情况以及服务的特殊性，经反复酝酿论证，提出以银行卡代替就诊卡为主要创建思路的“301 一卡通”信息系统研发项目设计方案（图 2-2）。

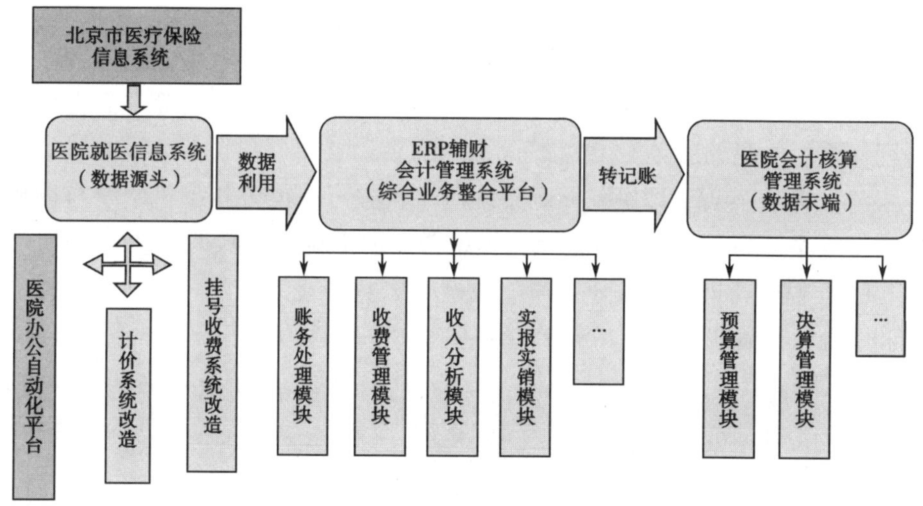

图 2-2 “301 一卡通”信息系统研发项目结构图

1. 主题设计　主题设计是将以患者为中心的服务理念付诸行动。本研发项目主题是患者，是整个研发项目的灵魂和核心，设计必需围绕患者这一主题进行，包括以下两个方面：

（1）以患者就医需求为依据：在“301 一卡通”信息系统设计之初，最重要的事情是详尽分析患者的就诊需求，包括就医需求、心理需求和经济性需求。在这一分析过程中，具体分析了来院患者的身份、费别、地区、就医病种和就医可能进入的流程等。在系统设计中，最紧迫解决的问题是如何最大限度地方便患者，为患者提供全新、高质、快捷、经济的医疗服务和良好的心理感受。

（2）以银行卡为媒介：借银行卡替代就医卡，主要解决患者唯一身份确认，在挂号、就诊、诊疗和结算过程中实现患者就诊过程“一揽子”服务，破解“三长一短”问题。

借银行卡替代就医卡，患者在挂号和就医过程中直接刷卡消费，实现了变“收付实现制为权责发生制”，使账务处理实现了患者、医院和银行即时结算，确保了数据的准确性和现金的安全性。

2. 维度设计 主题设计是系统设计的根，而维度设计是系统设计的主干，是主题的具体表达，所以说维度模式是项目主题的支撑，将项目各种需求综合整理出最主要的干线而形成维度设计，其具体服务功能实现是在各维度上进行的。

“301 一卡通”信息系统维度设计主要包括 3 个方面：

（1）患者就医：即患者就医过程中最关心的时间、金钱、精力和诊疗效果，这需要在空间布局、流线设计、诊疗流程和服务节点等方面提供一系列优质、便捷的服务。

（2）系统实现：即医院 HIS 系统与银行挂号、前置扣款机制及自助机具实现等系统的整合与联合作业，为患者提供全新服务模式与感官体验。

（3）监管：即院方关于挂号、收费、账务管理系统化、标准化、智能化和资金安全管理等。

3. 逻辑设计 逻辑设计是将项目的各个层次、各个节点之间的关系，特别是将系统功能提供的时间序列和物质保障统一起来，以完成各项服务功能。主要体现在以下两个方面：

（1）患者就诊流程逻辑：从就诊需求逻辑上分析，特别是按照时间序列来分析，主要有 3 个模块，即挂号、就诊和结算。

1）挂号：挂号在解放军总医院整个医疗服务系统中包括银行系统挂号、医院系统挂号和公共信息平台挂号，当然也可分为院外远程挂号和医院内部挂号。

2）就诊：包括分诊、接诊、检查检验、治疗、取药等。

3）结算：包括医疗服务项目费用查询、计价、收费和出具发票等。

在这一设计中，共涉及挂号、费用发生地计价等 8 个模块及 26 个主流程，48 个子流程。在设计过程中，主要处理的难点是患者就医的节点必须要在相应的时间和空间上精确计算，将人力的或机械的服务动作准确地付诸实施。

（2）技术实现逻辑：针对患者来院就医过程的各个流程与节点，为达到在预定时间给予精确的服务，技术实现逻辑主要包括医院 HIS、银行服务网络、自助机具实现等模块。其中医院 HIS 是基础，整个项目最初和最终的信息须在医院 HIS 系统中得到归集、运算、反馈和表达。银行服务网络主要是账务处理和信息告示，当然这包括院外和院内患者与医院发生的一系列交易所产生的数据信息，即挂号、就诊、检查检验、治疗、取药等过程所发生的各种交易。自助机具服务商提供各种自助服务功能是实现患者就诊高效、便利的基础。在这一设计中，共涉及医院 HIS 系统专用服务器 2 台、开发软件 29 个、银行专线 4 条、通讯专线 1 条及接口 200 余个（图 2-3）。

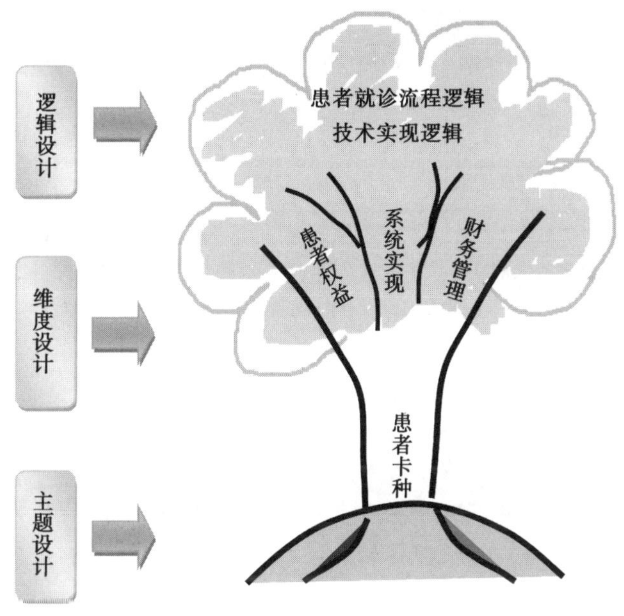

图 2-3　逻辑模型设计图

整个模型为树型结构，分为 3 层：①最底层为主题设计，主要涉及以患者就诊需求为中心和银行卡的介入；②中层为维度设计，主要涉及患者权益、系统实现和财务管理；③最上层为逻辑设计，主要涉及患者就诊流程逻辑和技术实现逻辑。

第三节 “301 一卡通”信息系统研发项目过程控制

一、研发项目实施关键技术路径

（一）患者就诊流程再造

患者就诊流程再造主要包括患者个人预约挂号信息、医疗服务诊疗信息、医疗服务价格信息和患者计价结算信息等，而这些信息在时间序列上和空间排列上均要考虑到医院 HIS、银行金融服务、自助机具服务和公共信息服务平台的连接和协调，这是“301 一卡通”信息系统技术性最强、最复杂和最具挑战性的工作。经过周密分析，本系统采取的具体做法为：以患者就诊流程和节点为主线，患者在就医过程中产生的上述信息以医院 HIS 系统为基本平台，在系统内进行对接，即医疗服务信息随患者就诊行为而精准协调，使复杂的信息流有条不紊地形成服务链（图 2-4）。

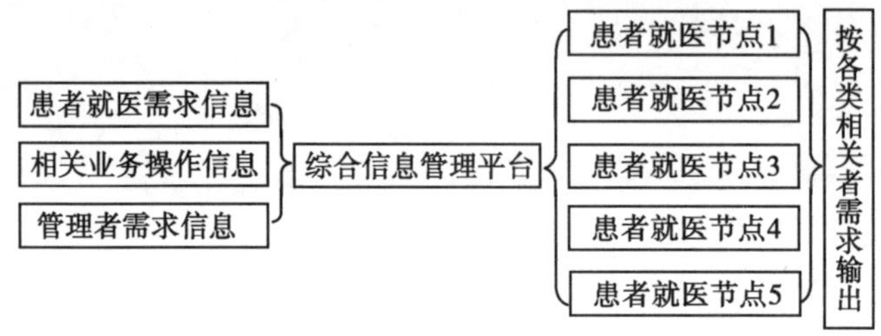

图 2-4 信息流设计框架图

患者、管理者和相关业务操作信息设有专用通道进入综合信息管理平台进行处理；综合信息管理平台根据患者就医的每个环节设定服务内容与精确时间进行服务；在医疗服务的整个环节，各需求方会从综合信息平台中得到所需要的各类信息。

（二）接口设计

1. 各系统接口设计 接口设计包括医院 HIS 系统、各银行金融系统、自助机具系统和公共信息服务系统 4 大部分。由于各大系统均有自身的技术特性和服务专长，在“301 一卡通”信息系统整个接口设计体系中，研发项目组采取的主要办法是在每一重要接口设计之初，集中相关技术人员对接口的具体技术要求、功能、标准等进行讨论，统一思想，形成决议再分头实施。在必要时由医院和各家合作单位对个别接口进行联合开发，以确保系统的可靠性、兼容性和稳定性等。

2. 系统安全保障接口设计 信息安全是当代社会各界面临的重大问题。“301 一卡通”信息系统研发项目的安全内容主要涉及医院和银行两个系统，自助机具系统是在医院内部，因此这一系统并不存在重大的安全隐患。

研发项目组对安全问题采取的具体办法为，对解放军总医院 HIS 系统和银行金融系统进行明确分工，即两单位内部网络安全由本单位负责，而涉及两单位或两单位信息对接时，采取专线接入和单独设置服务器来解决，分别在专线两端设专用防火墙，以确保系统的信息网络安全（图 2-5）。

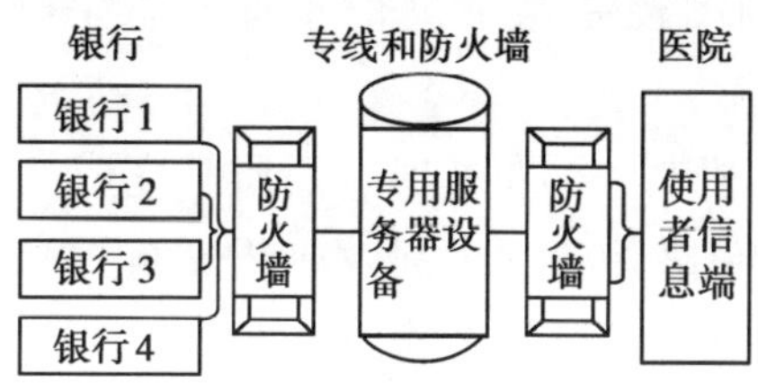

图 2-5 安全保障流程图

各银行设专线与医院专用服务器对接；医院专用服务器与银行及外部设备两端设防火墙；使用者信息端与医院也有专用防火墙，以确保银行、医院、患者三方的资金、信息安全。

二、研发项目过程控制

（一）成立专项研发攻关组

设专项研发工作组 解放军总医院对“301 一卡通”信息系统的设计开发高度重视，于 2011 年 5 月成立以院领导亲自挂帅，相关职能部门参与的“301 一卡通”信息系统专项研发小组。医院领导授权由专项研发小组具体确定设计蓝图、实施方案、资源配置、合作事宜和过程控制等。同时，银行等方面也随即成立项目开发攻关组，完成联合开发。

（二）研发项目采取现代项目管理方法

1. 研发项目采取项目经理制 在“301 一卡通”信息系统开发过程中采取三级项目经理负责制。对任务目标、开发进程、资源配置和业务执行标准均采取合同制方式进行管理，主要通过确定目标、任务、方法、时限等方式达到预期目标，如图 2-6 所示。

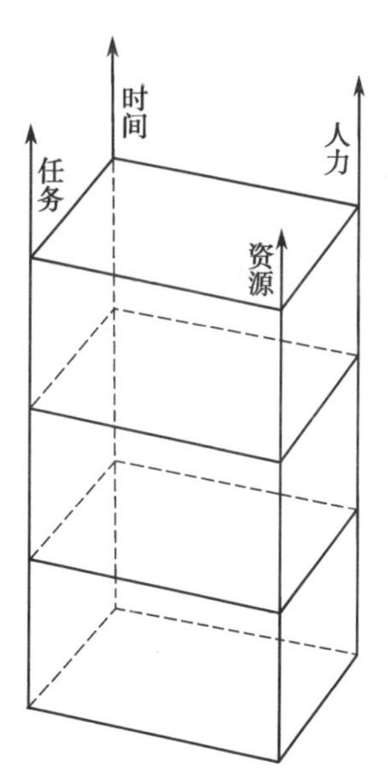

图 2-6 项目管理过程四维控制图

2. 采用项目进展控制图控制进度 利用软件工具，从项目开始阶段就将项目经理、工程任务和完成节点用项目进展控制图进行控制。在项目管理中，每个项目任务的完成均有具体目标、质量标准、工作进程、经费预算和资源协调的限制，特别是时间表，即工程进度是项目管理的重要指标，只有用项目进展控制图控制这一过程才有可能完成预期目标（图 2-7，彩图见书末）。

3. 建立高效协调机制　为了按时、高质量完成“301 一卡通”信息系统开发任务，解放军总医院建立了高效协调机制。主要做法是：各单位以项目经理为责任人，每个重要的合作或开发事项，必须进行事前、事中和事后的联席会议，进行充分协商和论证，一经形成决议，坚决执行。各分项目组以项目经理例会方式进行协调，每周 1 ~2 次。采取以上方法，确保了各方步调一致地按时完成全部任务。

在项目实施过程中还有一个重要方面，即医院内部的协调，这也是项目成功的另一个不可忽视的因素。

4. 长规划、周安排　在项目实施过程中，按照长规划、周安排的原则进行。

（1）长规划：是指在项目总体框架内对各分项任务的目标、完成时限、资源配置和责任分工进行统一运筹。在这一过程中，各方项目负责人对各单位的长期规划作出安排，利用联席会议的工作方式，将各单位的规划与总体项目规划进行协调，以期能形成具体的执行方案和行动步骤。

（2）周安排：是指所有具体任务按周进行推进，利用联席会议的方式进行作业布置，即每周一布置任务，每周五进行会商，由各方项目负责人对本单位一周工程进展情况进行会商，包括具体项目进展、时间表的调整、资源配置的盈余、所碰到的问题及解决办法，最重要的一点就是项目结合部相关事宜的协调。

用这种工作方式检验各单位和各项任务的完成情况，如有环节滞后，责令周六日必须补上，以便为下一周工作步调一致的进行和开发打下基础。具体方法是：

将所有任务按月进行规划，每月按自然周与日期标出，各单位同时推进的任务用不同颜色标出。在执行过程中，以日为单位将已完成任务在表格中填上颜色，使任务完成情况一目了然。此控制方法可以使各级项目经理对自己所管理的工作做到心中有数，并能有效激励各单位积极拓展工作，保持良好的竞争状态（图2-7）。

项目总协调人利用项目进展控制图协调各单位和各项任务的完成情况，特别是资源配置问题，可及时发现，及时调整。项目进展控制图还可利用超链接方式将任务更加明确地表示出来，如会议纪要、协调事项、资源协调和工作时限等，可以完全避免工作进度不一、资源配置不到位或超支，以及不能按照时间表完成任务的情况发生。

5. 项目试运行

（1）建立项目测试环境：在“301 一卡通”信息系统研发项目上线前，建立项目测试环境是一个重要步骤。

具体做法是：项目完成开发进入试行阶段，设专门工作间、专人、专用设备建立模拟运行环境，搭建测试平台，对整个系统各设计模块和功能进行环境测试，对其运行的整个系统压力、主要功能、执行标准、运行精确度和服务界面友好度进行全面测试。在测试过程中对发现的问题和需要完善的部分及时进行调整，直至达到设计要求才能正式上线运行。当然，这一工作必须由各方密切配合才能完成。

（2）培训与持续完善：考虑到项目的上线运行会使原有医疗服务流程和管理方法发生重要变化，为了使全体工作人员，包括医技护和其他相关职能部门工作人员尽快适应新的工作环境和条件，改变原有的工作流程和习惯，项目组先后对上述所有人员针对本项目的基本功能和使用注意事项以及可能发生问题的处置方法等进行了反复培训，取得了预期效果。

（三）项目评价

1. 项目基本成就 “301 一卡通”信息系统于2011年8月1日正式上线运行，医院对项目运行中出现的各种问题进行了完善优化，这一工作主要围绕项目运行通顺、使用便捷、界面友好和安全高效进行完善，优化工作实际上是对最初的设计进行再开发。经过一年的运行，“301 一卡通”信息系统达到了通畅、便捷、安全和稳定的设计要求。

2. 项目方法评价 “301 一卡通”信息系统经过4年的运行，在目标设定、需求设计、过程控制、资源配置和检验标准等方面均实现了预期目标，特别是采用现代项目管理方法进行控制获得了成功。

3. 应用推广价值 “301 一卡通”信息系统设计理念前卫、各应用系统开发成果优良、覆盖所有应用人群、开发成本经济，现已在国内一千余家医院得到应用，具有良好应用推广价值。

第三章 “301一卡通”信息系统软件开发与维护

第一节 “301 一卡通”信息系统软件开发总体设计与实施

一、系统总体设计

“301 一卡通”信息系统研发过程采用院方主导，医院、银行与自助设备商三方合作，各司其职的建设方案：医院计算机应用与管理科确定技术方案、接口规范，同时负责项目技术实施，并承担医院端软件的开发与修改；银行负责修改银行端的系统，包括网银、自助终端服务系统和电话银行系统；自助设备商负责自助设备上系统的开发，系统总体需求如下：

1. 挂号便捷　支持自助挂号、全国银行网点、客服电话和网银挂号，支持医疗卡、北京社保卡和军队医疗保障卡就诊；实现北京市医疗保险、军队和普通患者的全覆盖。

2. 缴费便捷　支持费用发生地计价缴费、自助机缴费，分离收费窗口的缴费人流。

3. 自助服务　患者在自助机上即能完成自助预约挂号、自助取号、补打号条、自助查询患者 ID、自助缴费、自助查询与打印检查检验结果、自助发票打印、自助对账等操作。

4. 统计监管　实现对费用信息的统计和监管。

二、系统总体实施

“301 一卡通”信息系统的实施包括两个方面：①解决就医卡的关键问

题；②在现有医院 HIS 系统的基础上进行升级改造。

（一）解决就医卡的关键问题

就医卡信息系统改造升级涉及几个关键问题，主要如下：

1. 关于介质选择的问题　项目选择患者现有银行卡作为介质有几个主要考虑：①银行卡具有普遍性，覆盖人群广、发卡网点多、分布广；②银行卡具有身份唯一标示性，符合就诊卡属性，能够承担唯一标示患者的任务；③银行卡具有支付功能，满足了就诊过程中的支付需求；④医院系统可减少发卡环节，节省双方的时间成本和资金成本，摆脱了不同医院不同卡的痛苦现状，另一方面也大大节省了一卡通的建设费用。

2. 关于数据安全的问题　医院信息系统需要和银行核心信息系统建立物理连接并进行数据交换，如何保证双方数据安全是一个非常重要的问题。项目通过三个方面来保障数据安全：①采用专线连接，接入各自系统均不在同一网段并配指定路由；②专线两端架设物理防火墙，只有指定的 IP 地址能够访问，打开指定端口；③“一卡通应用服务器”侦听指定端口时严格限制在双方约定的协议范围内。另外，如果担心有人监听专线上的数据，可以在两端再添加硬件加解密设备。

3. 关于多系统数据一致性保障问题　可以通过以下几个方面的措施来实现：①定期自动对账系统，该系统每天将医院系统记录的交易和银行方面记录的交易逐一比对，疑问交易自动记录并主动提示用户。②医院系统将每次交易分成不同的交易阶段，每完成一个阶段设置相应的属性，系统每天定期实现系统数据自检并自动修复交易（回退交易或产生批退清单）。③对于疑问交易又无法由系统自动完成的交由人工纠正。

4. 多种卡的兼容性问题　医院原有就医卡不挂失、不设密，卡内只存患者门诊号。“301 一卡通”信息系统改造时结合患者预交金，将此卡增加了院内结算功能，同时进行加密处理，可在费用发生地和自助机具上扣划金额。军队医疗保障卡和北京市社会保障卡具有身份证明的唯一性，也具有极强的防伪性，但需要特定读卡设备，一卡通改造时通过在自助机、费用发生地扣款处添加相应的读卡设备来支持。

（二）升级改造现有 HIS 系统

“301 一卡通”信息系统作为现有医院信息系统的一个功能增强和应用

领域的拓展，是离不开医院信息系统这个载体的，因此现有医院信息系统需要完成大量工作，包括多个系统改造：

1. “301 一卡通”介质管理系统 除银行卡外，还包括储值卡的发卡、销卡（挂失）、换卡、充值、统一打印发票功能。

2. “301 一卡通”运行监控系统 目标是实现持卡就医的全程管控。

3. 门诊挂号系统增加“301 一卡通”挂号功能支持。

4. 分诊系统增加“301 一卡通”缴费功能。

5. 门诊医师工作站增加预交金提示和“301 一卡通”就诊等功能。

6. 费用发生地计价系统，包括划价扣款、预交金余额查询等；执行地计价系统用来完成那些现有业务系统是第三方厂商的（如 PACS、病理等），或者医院还没有应用专用业务系统的（如一些比较分散的小实验室）执行科室的计价收费，因此费用发生地计价系统是执行地计价支付的主力军。

7. 门诊收费系统增加“301 一卡通”缴费、充值、退款等。

8. 北京医保外挂接口程序增加“301 一卡通”缴费功能。

9. 综合治疗室系统增加“301 一卡通”支付功能。

10. 处方发药系统增加“301 一卡通”支付功能等。

11. 开发自助综合服务系统 作为“301 一卡通”信息系统研发项目的重要组成部分，自助综合服务系统是另一个建设的重点和核心，该软件需全新开发，包括自助预约、挂号、发卡、充值、缴费、查询费用明细、挂失、注销，打印发票、导诊条、预交金明细、检查检验结果、报告，查询待计价费用、已缴费金额、发票打印情况等，自助就医指导（即查询已完成的医疗服务行为和未完成的医疗服务行为、下一步需要的医疗服务等）。自助综合服务系统虽然复杂，但只负责实现人机交互方面的任务，真正的业务逻辑全部通过发布在医院信息系统中的 Webservice 服务来实现。

12. 改造银行信息系统 银行信息系统的改造是项目的另外一个核心，不过相比医院信息系统或自助综合服务系统来说，银行信息系统几乎没有需要医院方参与的改造，故不在此讨论。

三、系统总体特点

（一）多项全国首创

1. 原创了普通银行卡（非特定银行卡）作为物质载体。

2. 真正实现了费用发生地实时结算支付。

3. 实现非单一银行的系统对接。

4. 通过银行网络将预约挂号业务推送到全国范围，同时实现四大平台多种挂号方式共存的服务模式。

5. 引入候诊时间概念，为引导患者、提升服务作出了有益探索。

6. 创建了一套医院银行交易（系统间的一次独立业务处理称之为交易）协议。

7. 支持各类介质，包含银行卡、军队保障卡、北京市社会保障卡和医院原有医疗磁卡以及居民健康卡。

（二）实现了系统业务的可维护性、可靠性和可扩展性

自助医疗服务系统分布在院内，接入医院局域网，而银行和医院之间通过专线连接，网端架设硬件防火墙以保障信息安全。医院、银行和自助医疗服务三个独立信息系统都通过“一卡通应用服务器”用 socket 短连接方式实现信息交互，交互过程必须遵循约定的交易协议，交易协议有严格的格式规范，非约定协议的信息不能被解析与接收，更不可能获得接收方的执行。不同银行信息系统彼此为平行方式，各自独立，分别和医院通过专线连接，彼此之间没有信息交流。

“一卡通应用服务器”负责信息的接收与转发，该服务器只负责接收预设地址发来的信息，解析信息是否符合约定协议，获取转发地址，并将信息重新包装后转发到目标地址。“一卡通应用服务器”不关注交易具体如何执行，执行过程交给相应的业务逻辑处理模块。这种设计充分保障了“一卡通应用服务器”的高效率和稳定性，同时又为业务逻辑处理模块留下了足够的独立发挥空间。

另外，银行系统和自助医疗服务系统中涉及医疗业务处理的功能全部交给医院信息系统来完成，这样做有两个目的：首先，其他系统实现医疗业务处理逻辑并不擅长也不经济；其次，医疗业务逻辑的变更需要由医院来决定，而且这种变动也较为频繁。从自身需求出发，银行系统和自助医疗服务系统并不关心医疗业务的具体处理逻辑，这种设计方案充分保障了

“301 一卡通”信息系统的业务可维护性、可靠性和可扩展性（图 3-1）。

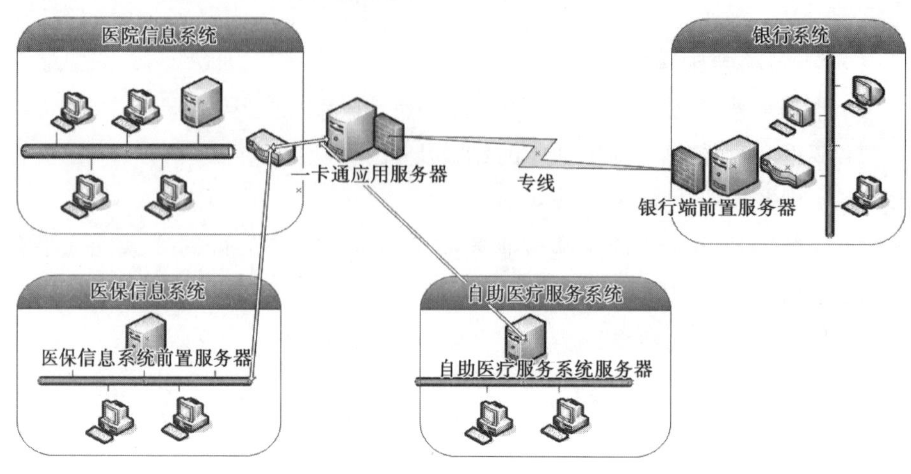

图 3-1 “301 一卡通”信息系统方案示意图

第二节 “301 一卡通”信息系统各模块系统设计开发

“301 一卡通”信息系统软件开发主要包括 5 个方面，分别是网络基础设施建设、通讯管理模块研制、就医卡持卡结算模块研制、综合自助服务系统的研制和就医卡对账模块研制。

一、网 络 模 块

（一）医院网络特性

医院信息网络作为患者诊疗信息的主要传输载体，具备相对独立性、高安全性及高稳定性等特点。

1. 相对独立性 为了最大限度地保护医院网络及信息的安全性，医院网络很少与其他网络进行互联，一般都是以内部局域网的方式进行网络建设，与国际互联网物理隔断。目前绝大多数医院与当地的医保或社保网络进行了对接，但都是在非常严格的安全措施之下进行互联互通，如采用防火墙、网闸等网络安全设备，交互的数据和交互协议也是定制化的。

2. 高安全性 医院网络安全性体现的是对信息的保护，包括对患者隐私的保护、对医院管理信息系统数据库的保护，如医院运维数据、用药量统计数据等。网络内的计算机终端和服务器处理大量患者诊疗信息，某些信息涉及患者隐私，如果信息外泄会对患者本人产生严重影响。医院数据库数据外泄，则会对医院造成影响。与银行网络对接，要严格限制可访问的服务器及端口。

3. 高稳定性 随着医院信息化程度的不断提高，医疗业务越来越依赖于高效稳定的信息网络环境，尤其是门诊各项业务，包括挂号、收费、分诊、诊间工作站等信息系统，对网络故障十分敏感，一旦故障出现，可能导致严重不良后果。在进行外部信息系统集成的各类项目中，都要重点考虑对医院内部局域网稳定性的影响程度。如集成 PACS 系统，要考虑医学影像传输的带宽要求、服务器处理并发数等。在“301 一卡通”信息系统研发项目中，与银行网络实现对接也要满足维持医院内部网络稳定的基本要求。

银行网络一般分为内部办公网络和对外业务网络，内部办公网络采用局域网方式互连，保障内部员工日常办公，对外业务网络一般要和互联网对接，承载银行客户的各类服务，两者之间通常采用逻辑或物理隔离的方式。

随着我国银行信息化及安全防护手段的不断完善，银行网络覆盖范围快速扩大，安全防护体系逐步健全，与其他行业在金融领域不断开拓新业务，如与医院联合开展基于银行卡的预约挂号业务等。

（二）就医卡的网络需求

1. 双向数据业务 “301 一卡通”信息系统各业务要求实现双向数据访问：①实现患者在银行窗口办理一卡通银行卡相关业务时，银行终端可以访问患者在医院内部数据库中的信息，这些信息包括患者基本信息、门诊 ID 号等，具体业务如预约挂号、一卡通银行卡申请及注销等；②实现患者在医院持卡就医时能和银行后台数据库进行实时结算，如药费、检查检验费刷卡支付等。

2. 多家银行集成 “301 一卡通”信息系统要求将医院内部局域网与银行的业务专用网同时实现对接，并且各家银行与医院之间的业务互不影响。也就是说，患者可以根据自己的需要随意选择一家银行开通一卡通业务，同时各银行与医院金融结算业务分别进行，互不干扰。这样既可以最大限度地满足患者的需求，又可以确保银行网络之间的安全隔离。

3. 安全稳定运行 患者信息和银行业务信息皆属于较敏感信息，所以网络设计重点要考虑在保证基本业务顺畅的前提下确保信息安全：①确保医院内网的患者诊疗信息不通过一卡通网络泄露；②确保银行网络敏感信息不通过一卡通网络泄露；③确保各银行与医院能够开展各自独立的金融业务。

为满足上述需求，“301 一卡通”信息系统网络规划应在互联的基础上进行安全防护。互联的方式主要考虑采用专网连接，依托通信线路运营商为项目开辟专网线路，专用于“301 一卡通”信息系统，同时采取一定的安全防护措施，网络拓扑示意图如图 3-2 所示。

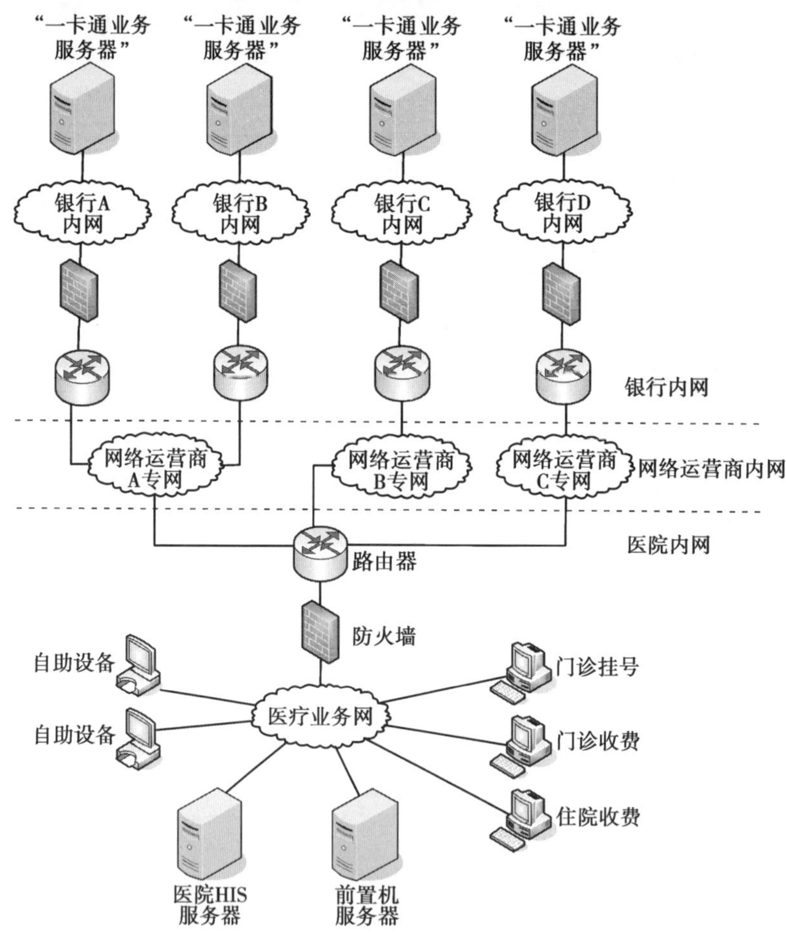

图 3-2 “301 一卡通”信息系统网络拓扑示意图

4. 网络互联方案

（1）各银行分别通过专网与医院内网连接，要求专网相对独立，并与国际互联网物理隔断，网络运营商由各银行指定，光缆线路由网络运营商进行集成。

(2) 医院部署三层交换机作为路由转发设备，接入各银行业务专网，同时接入医院内网。

(3) 医院内网部署前置机服务器，对外与各银行进行业务交互，对内与医院各项一卡通相关业务进行数据交互。

(4) 对从前置机到路由转发设备链路中的各交换设备设置静态路由，保障链路通畅。

(5) 对于不同银行的银行卡，前置机服务器负责将业务数据进行分类，并通过不同的网络路由将信息提交至对应银行的一卡通业务服务器。

(三) 防火墙硬件设备

“301 一卡通”信息系统网络设计方案主要通过设置前置机、网络静态路由及安装部署防火墙设备并进行策略配置等方式进行安全防护。具体措施包括:

1. 在医院内网边界部署防火墙硬件设备，要求所有信息必须经过防火墙安全策略验证。

2. 由银行提供业务服务器 IP 地址和端口号，设置防火墙安全策略，仅允许各银行指定的业务服务器 IP 与医院指定的前置机服务器 IP 进行通信，且限制使用特定的端口号。

3. 对从前置机到路由转发设备链路中的各交换设备设置静态路由，指定唯一链路通信。

4. 为进一步确保数据安全，医院内部所有需要与银行进行业务通信的数据必须首先提交前置机服务器，由前置机服务器与银行进行交互，除前置机外，其他服务器或计算机均不能与银行发生数据交互。

5. 为保障物理链路安全通畅，项目组要求银行选择两家网络运营商作为专网提供商，其中一家网络运营商作为链路容灾备份。

二、通讯模块

(一) 基本任务

1. 基本设置　为便于医院与银行进行信息交互，简化“301 一卡通”信息系统使用中间环节，医院与银行之间采取“专线连接”，即双方信息系统间使用光纤进行互联。光纤连接采取点对点方式，中间不涉及互联网，且双方均可以在本方系统前端设置前置机、防火墙等软硬件阻断措施，有效防止非法手段的侵入。为了提高网络交互成功率，银行将同时申请两家运营商的专线作为主备份线路，防止运营商原因造成的信息交互失败，保证业务正常运行。

2. 通讯模块主要部分　从系统模块来分，总共有 3 个部分：银行信息系统（包括网络平台、自助设备、柜台机）、医院自助系统和医院信息系统。①银行信息系统：由各个银行自行开发；②医院自助系统：由第三方公司提供，安装在医院内部；③医院信息系统：负责提供前两者需要的医疗业务和费用信息，并接受银行的费用信息，进行后续操作。

上述这 3 个部分的互通互连都必须经过医院端的“301 一卡通”信息系统通讯应用服务器，它既充当一个“网关”，也是一个应用服务器，为自助设备和银行系统提供业务支持（图 3-3）。

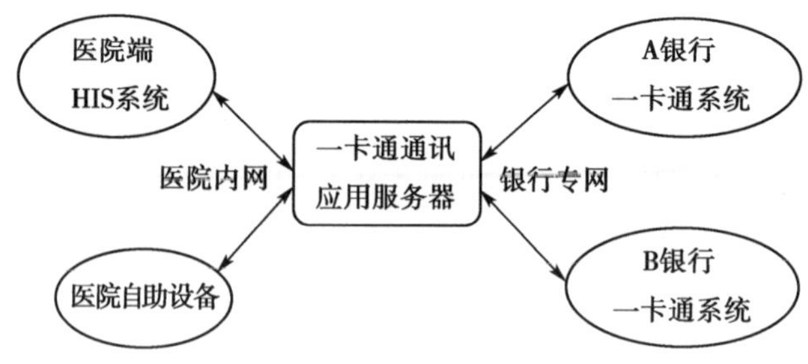

图 3-3　系统模块组织示意图

“301 一卡通”信息系统通讯应用服务器与其他模块的主要交互内容包括 3 个方面：

（1）医院信息系统：患者基本信息、挂号相关信息、费用账目相关信息。

（2）医院自助系统：除包括第一项内容外，还包括银行卡加密等交互信息。

（3）银行信息系统：签约、挂号、查询业务信息，以及与自助设备的加密交互信息。

为了与银行交换信息，同时规范医院自助设备与银行的交互，制订了“301 一卡通”信息系统交易接口规范。各个银行与医院的交易信息格式必须遵循此接口，接口同时规定了每个交易的意义以及不同交易之间的逻辑关系，但是对于每个交易，各个银行内部可以有自己的处理方法和流程。

（二）交易接口

规范中定义了21个交易接口，按照交易发起端可以划分为3类：银行发起的交易、医院发起的交易、自助设备发起的交易（表3-1）。

表3-1 交易接口

银行发起的交易	查询签约状态交易
	申请院内ID及签约交易
	签约交易
	查询院内患者ID交易
	查询号源交易
	挂号交易
	扣款结果通知交易
	挂号查询交易
	退号交易
	检查结果状态查询交易
	检查结果查询交易
	解约交易
	预约交易
	取消预约交易
	预约查询交易
医院发起的交易	签约交易
	解约交易
	扣款交易
自助设备发起的交易	验密交易
	申请工作密钥交易
	查询身份信息交易

1. 银行发起的交易　包括银行与医院就医门诊号（以下简称ID号）之间的签约绑定、预约挂号、检验检查报告查询，“301 一卡通”信息系统通讯服务器收到这些交易请求后负责处理这些业务并返回处理结果。

（1）银行卡与ID号的绑定主要解决身份标示问题，这是进行其他所有交易的前提条件。在银行端，持卡人通过银行卡能够建立和获取解放军总医院的ID号，签约绑定后才能进行后续交易，这种签约行为类似网上银行。签约之后，在医院内部患者能够直接使用银行卡进行各种电子医疗业务。

（2）专线预约挂号是解放军总医院专为一卡通签约银行提供的业务，签约用户可以直接通过银行终端远程挂号。由于直接从银行卡扣费，所以能够实现真正的挂号，等同于把医院的挂号大厅延伸到了各个银行网点。目前国内多数的预约挂号实际上只是预约，并未实际挂号，持卡人必须到医院确认挂号。当然，解放军总医院也提供了除签约银行卡以外的多种预约服务，为各类患者提供挂号途径。

（3）检验检查报告是医院为签约用户提供的另一个定制服务，签约用户能够通过银行终端获取在解放军总医院就医的结果信息，而在此之前患者必须到医院获取。

2. 医院发起的交易

（1）处理在医院发生的签约交易，以及费用发生地缴费业务，这些业务需要由发起端（医院内部系统）和银行交互处理，“301 一卡通”信息系统通讯服务器只负责消息转发。

（2）患者就诊产生了治疗、药品、检验检查费用，在各个治疗室、药局、检验、检查科室的工作站，对签约银行卡采用无密方式支付，在这个过程中必须与银行进行交互确认费用信息并扣费。

3. 自助设备发起的交易　自助设备能够完成签约、挂号、缴费等业务，这些业务的处理由专门的医院内部应用服务完成。自助设备在完成这些业务的过程中，需要进行银行卡的识别、校验等操作，必须和银行系统打交道，“301 一卡通”信息系统通讯服务器负责这类消息的转发。

每个交易都由请求报文和应答报文成对组成，每个报文都包含固定的报文头部，描述此报文的类型、来源、结果状态等。如请求报文中就包含了交易类型、银行标志、终端编号等，一卡通通讯服务器根据这些信息能够判断银行、消息种类，然后进入不同的处理流程。应答报文头部还包含了交易标示、交易结果、结果描述等信息，接收端能够迅速通过这些信息判断之前的请求交易是否成功。

消息报文的传递采取了 XML 格式，上文提到的交易规范定义了每个字段的 XML 节点名称、数据类型、数据大小，以及各个字段的组合方式。由于 XML 这种方式解析方便同时可读，除了使用专网外，还在医院和银行两端前置机配备了防火墙等设备，防范信息攻击。

“301 一卡通”信息系统通讯服务是一个后台服务，它不断监听来自医院、银行的消息请求，判断请求的类型，然后完成相关业务或者直接转发，同时记录操作日志，其流程见图3-4。

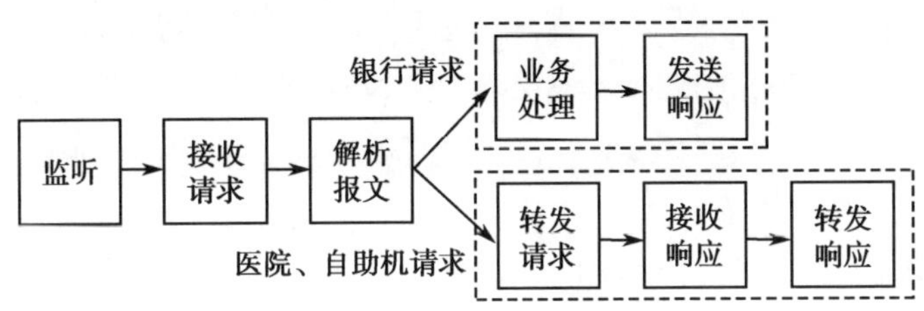

图3-4 "301 一卡通"信息系统通讯服务器报文处理流程

三、持卡结算模块

（一）持卡结算类型

"301 一卡通"信息系统是指患者从挂号到缴费可以使用门诊卡、军人保障卡、银行卡完成结算，并将患者需统一到收费处划价缴费转变为在费用发生地划价缴费，实现患者的缴费分流，缩短收费处排队时间。为此开发了费用发生地收费计价程序：

1. 持卡结算　包括3种方式，即医疗卡结算、军人保障卡结算和银行卡结算。选择持卡结算的患者可以直接去对应诊间，由医务人员直接刷卡结算，支持持卡结算的"301 一卡通"信息系统业务流程见图3-5。

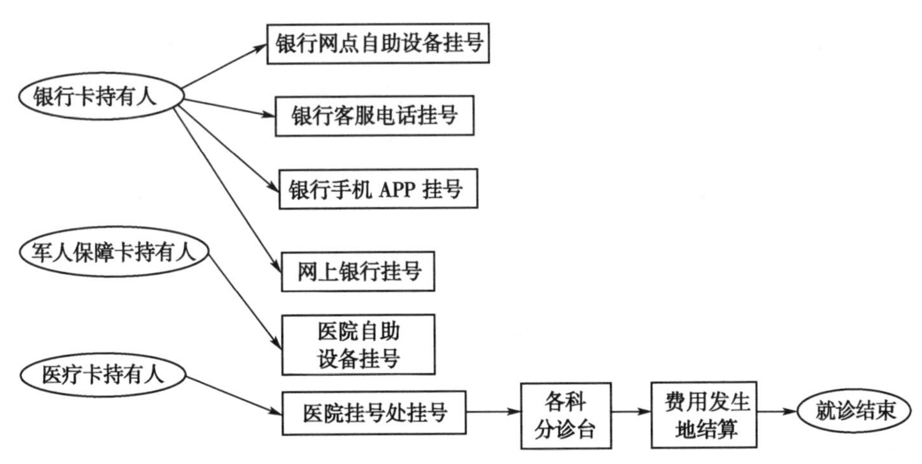

图3-5 支持持卡结算的"301 一卡通"信息系统业务流程图

医疗卡持有人可先去收费处预存一部分钱到预交金账户，治疗途中发生费用时，系统直接从预交金里扣款，若预交金不足，则采用现金去收费处结算。治疗完成后，收费处退还患者剩余预交金。

军人保障卡持有人采用军人保障卡结算。系统先计算出自付金额和公费金额，若自付金额为零，则采用军人保障卡支付；若自付金额大于零，则提示选择用医疗卡、银行卡结算，或打印计价收费单去收费处缴纳自付金额部分。

采用银行卡结算前，需将患者门诊 ID 号与银行卡号签约，银行卡即具有医疗卡功能。系统将计价信息成功地写入 HIS 系统后，再将费用按照医院与银行约定的接口进行封装并发送给医院前置服务器，再由前置服务器发送给银行，等待银行返回扣款信息，扣款成功的患者即完成缴费，否则，打印计价收费单去收费处缴费。整个持卡结算流程如图 3-6。

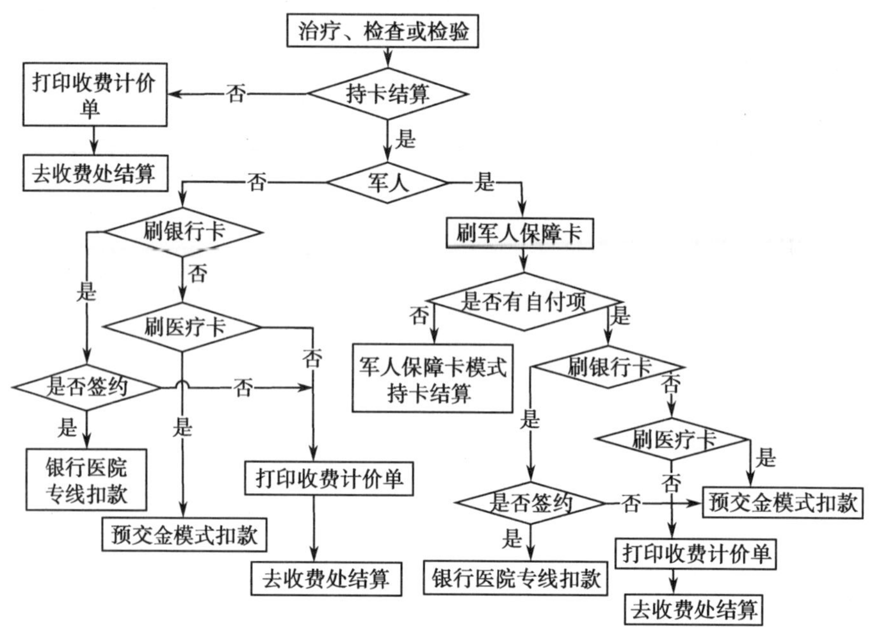

图 3-6 持卡结算流程图

“301 一卡通”信息系统持卡结算设计中，将上述 3 种结算方式放在一个函数里统一处理，该函数需要传递的参数包括：患者 ID、患者费别、保险类别、结算项目、操作员号、结算项目类型、卡类型（医疗卡、军队保障卡还是银行卡）、卡号、结算标示类别、交易发生地分类、终端编号、医疗业务类型。

函数设计有 4 种返回途径：①银行卡或医疗卡扣款成功：返回收据号 + 交易流水号 + “success”；②银行扣款成功，但写数据库失败：返回收据号+交易流水号+“；扣款金额 fail”；③军人保障卡扣款：返回收据号+交易流水号+“successcharges”+“自付扣款金额”；④出错：返回“-1”。

2. 持卡结算函数设计

（1）根据卡号和卡类型检索患者 ID、卡状态、有效期、卡来源等信息。

（2）检索患者基本信息。

（3）非银行卡结算时，需要查询患者的预交金额。

（4）根据结算项目类型判断是临床诊疗项目还是收费项目，如果是收费项目，则直接计算自付金额；如是临床诊疗项目，则先将其转换成收费项目，然后再计算其自付金额。

（5）若患者采用军人保障卡结算且有自付金额，则提供医疗卡或银行卡方式结算其自付金额部分；如果患者此时选择现金结算，则打印计价收费单，需要去收费处结算。函数结束。

（6）非银行卡结算时，需比较预交金额是否大于自付金额，若预交金额小于自付金额，则交易失败，函数结束。

（7）根据其支付方式，分别将信息插入相关数据表。

（8）如果自付金额大于 0，银行卡结算则支付方式为“银行专线”；非银行卡结算则支付方式为“预交金”。

（9）如果计价金额与自付金额不等，则支付方式为“医院垫支”。

（10）获取刷卡交易号。

（11）若采用医疗卡结算，则写入卡交易记录里，交易类型为“结算”，交易状态为“完成”标志。医疗卡结算完成。

（12）若是用银行卡交易，则需要获取医院前置机服务器 IP 和端口号，并且将交易信息预先写入卡交易记录里，交易类型为“结算”，交易状态为“未完成”标志。

（13）向数据库提交（1）至（12）步骤的内容。若采用银行卡交易，则进行第（14）步操作。

（14）对扣款信息按照与银行约定的接口进行 XML 封装后，采用 TCP/IP 同步短连接 Socket 通讯协议发送给医院前置服务器，再由前置机将信息通过银行医院专线发送至银行，等待银行返回信息。

当收到银行返回信息后，对信息进行解析，若银行端扣款失败，则需要对预写入数据库的信息进行退费处理，提示持卡交易失败，打印电子计价收费单，让患者去窗口缴费。若银行端扣款成功，则获得银行返回的会计日期，更新卡交易记录表，设置交易状态为“已完成”，并打印缴费凭证。若网络超时，收不到银行返回信息，也认为失败，对预写入数据库的信息进行退费处理，提示持卡交易失败，打印电子计价收费单，让患者去窗口缴费。如果银行端扣款成功，但医院 HIS 数据库更新卡交易记录表失败，则提示“银行扣款成功，但更新交易记录失败”，需要对预写入数据库的信息进行退费处理，同时打印缴费凭证。

向数据库提交上述任务，完成银行卡结算。

（二）交易结果

1. “301 一卡通”信息系统结算的特点　因为医疗卡持卡结算和军人保障卡持卡结算都在医院 HIS 系统内处理，而银行卡持卡结算中涉及医院 HIS 系统和银行系统之间的数据交换，故银行卡结算是持卡结算中最为关键的问题。

“301 一卡通”信息系统项目的银行卡结算与 POS 机刷银行卡结算存在区别。POS 机结算是通过向银行申请专线，刷卡时刷卡信息进入银联系统，由银联系统根据其信息发往对应银行，由银行对对应账户进行扣款并将费用信息打到医院账户。将 POS 机刷卡全集中在收费处这种方式，只是多提供了一种缴费途径，并没有缩短患者缴费处排队等候时间，该银行卡也不具备医疗卡功能。

“301 一卡通”信息系统的银行卡结算是直接将银行卡与患者门诊号有机结合。患者可通过银行网点自助设备、银行客服电话、医院自助设备、网上银行进行挂号，如果患者已有本院门诊号，则将银行卡与本院门诊号相绑定，如果患者无本院门诊号，则系统自动给患者分配门诊号，并将门诊号与银行卡绑定，患者即可在医嘱执行地直接刷卡缴费。该银行卡除了具有普通的刷卡付费功能，还具有医疗卡功能。

2. 交易产生的多种状态　采用银行卡结算会产生多种状态：

（1）成功状态：即银行卡扣款成功，能正常返回信息，且信息写入医院 HIS 系统成功。

（2）失败状态：银行卡扣款失败，且能正常返回信息。

（3）失败状态：银行卡扣款失败，但不能返回信息。

（4）失败状态：银行卡扣款成功，但不能返回信息。

（5）失败状态：银行卡扣款成功，能正常返回信息，但信息写入医院

HIS 系统失败。

在持卡结算函数设计中，预先将数据写入卡交易记录表中，其状态为“未完成”，交易类型为“结算”。只有在成功状态下，才将状态改为“完成”标志，同时写入“会计日期”。失败状态均不改写卡交易记录表中的预写入信息。因此不能单凭卡交易记录表里的状态和交易类型来判断银行扣款是否成功，而需要通过银行与医院之间的对账来判断。

四、自助服务模块

(一) 自助服务系统主要组成模块

自助服务系统主要由 5 部分组成：

1. UI 界面层　这部分是直接面向用户。

2. 业务逻辑层　主要是为 UI 界面层提供与 HIS 数据库之间的交互。

3. 日志　UI 层与业务逻辑层之间的所有交互，都是通过日志方式进行记录。

4. 通讯应用服务器　主要实现自助终端与银行间信息交互。

5. 医保前置机　主要实现医疗费用分割参数获取，医保支付和统筹支付数据上传。系统整体结构如图 3-7 所示。

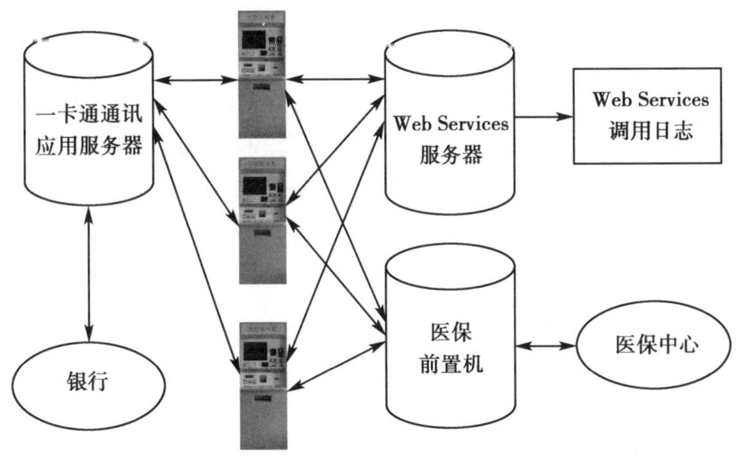

图 3-7　自助服务系统结构图

UI 界面层位于自助机具上，直接面向用户。自助机实现了与银行 ATM 机同等的安全密级，支持安全支付等金融功能，一些排队的主要业务都可在自助机上完成。自助机支持的业务包括：挂号（包括全费患者和医保费别患者）、预约取号、缴费类，自助发卡、充值类，检验报告打印类等。由于自助机具要实现与 ATM 机同等安全级别，UI 界面软件只能由机具公司自主开发，以保证软件的独立性、封闭性和系统的安全性。

业务逻辑层位于 UI 界面层与数据库层之间，涉及业务逻辑处理的功能主要在这层来实现，如挂号、缴费、打印报告等。业务逻辑层只需要清晰的定义接口的参数个数和内容。该层主要部署在 WebService 服务器上。

对于所有在 UI 层中调用业务逻辑层中的任何一个接口函数，系统都进行记录，记录的信息包括：调用主机的 IP 地址及 MAC 地址，调用时间、调用接口的函数名、传入的参数以及传出的结果信息，这是完整的信息以文本文件的格式保存。另外对于一些重要的关键信息，对其进行结构化存储，保存在服务器端的 SQLite 数据库中。

（二）自助机业务处理过程

1. 安全防范　自助机具为了保证系统的安全，尽量减少输入设备或输入设备输入功能，机具设备上没有键盘和鼠标，而是采用触摸屏的方式，在需要输入的场合，限定可输入的内容，如输入手机号时，只提供可选择的数字字符。另外，自助设备支持对银行卡、医保卡、军人保障卡、第二代身份证识读的支持，最大限度地保证自助机适应更多的应用场景。

每一个自助机具除了通过 WebServices 接口与 HIS 连接，进行信息交互外，还通过通讯服务模块与银行连接，交互金融交易信息、患者主索引信息和号源信息。另外，通过医保前置机，直接与医保中心连接，实现医保费用的实时结算。也就是说自助机具是与 HIS 系统、医保中心和银行系统同时连接在一起的，各种业务都是从自助机具主动发起，与各个系统之间的调用逻辑顺序全由自助机具的软件来控制。

2. 业务接口处理　在业务逻辑层，某一个具体的业务操作对应一个或多个 WebServices 接口函数。业务逻辑层也是进行系统集成时的重要、实用的技术。这些接口函数大致分为以下几类：

（1）数据查询类。

（2）数据更新类：按照业务类型不同，可以分为 4 类：①患者登记类；②挂号类；③缴费类；④打印报告类。

汇总如表 3-2 所示。共 35 个与业务逻辑相关的接口函数，其中，3 个与日志相关，1 个与访问控制相关。

表 3-2 WebServices 接口主要函数汇总

	患者登记	挂号	缴费	打印报告
数据查询类	GetPatInfo、IDCardCheck、GetPatInfo、Bind-Search	DocHLList、DocHBList、GetRowList、GetReservRowList、GetSoldierInfo	GetUnFinishedBillInfo、GetBillInfo、GetDivideParam、GetDivideResult	GetLisItems、GetItemData
数据更新类	CreateCardPatInfo、Bindzhuce、Bind、DisBind、	PrePayOPRegist、PrePayAutoOPBill-Charge、OPRegist、NoticeChargeResult、QuitRow、ConfirmRow	AddDeposit、AutoOPBillCharge、NoticeReceiptCharge	GetPrintFlag

在实现 WebServices 接口函数中，主要采用了 WebServices + 存储过程的技术路线，根据具体的应用场景，笔者采用了其中单个技术或组合使用。对于数据查询类接口函数，所有的数据查询都是在 WS 接口函数中完成的。对于数据更新类，采用 WebServices 接口技术结合数据库存储过程的方式来实现，之所以选择这种方式，是因为在 WebServices 中实现数据库的更新操作代码较为繁琐，而通过存储过程来实现数据的更新和插入，更有利于数据库的优化处理，同时，这样的分割使得查询类操作，根据不同的需求配置不同的参数，更加简便，同类的操作通过存储过程的方式关键性业务逻辑处理得到复用，保证了其逻辑处理的一致性。

在设计数据库的存储过程中，对于费用数据成功写入与否、一些业务数据的执行状态，是依赖于自助机具与银行间数据交互的结果而定的。对于同一个业务，在数据库存储过程中有两种存储过程：①当扣款成功正常的写入及更新业务数据状态；②当扣款不成功时，在存储过程中实现数据恢复到正确的值和状态。也是说，通过引入数据的中间状态来保证不同数据库的事物对象之间，在分阶段提交情况下其数据的一致性。

至于中间状态是什么样子，包括哪些表中的哪些字段的数据，这是按照需要由实际情况决定的。如表中表示状态的字段、记录时间字段等，这可能涉及多个不同的业务表，也就是说中间状态可能是多个表中的数据组合在一起的状态，其余空余字段的值是由第 2 步或第 n 步的数据库提交而补齐的。

在日志处理中，采用了文本文件和数据库记录相结合的方式，采用文本文件保证了数据的完整性，采用数据库 SQLite 记录一些关键的、可结构化的信息，以利于后期的统计分析。

五、对账模块

（一）对账模块主要组成部分

1. 各信息系统的连接　在医院端前置机部署的对账 FTP 服务器为医院与银行分别建立用户名、口令，并严格规定其读写权限。每个银行的 FTP 根目录下都建有 3 个子目录，分别作为医院上传、银行上传以及备份文件夹使用。

考虑一卡通系统主要处理银行卡相关信息，因此需建立银行卡与医院信息系统中就诊患者的对应关系，同时记录系统中发生的所有交易的信息、交易的对账结果信息，并且为了实现对账的自动化还需要记录 FTP 配置信息，以及对账文件的发送上传与接收处理信息。

2. 交易流水号处理

（1）交易流水号：规定每笔交易拥有唯一的流水号，银行和医院共同使用该流水号，以确保双方数据交互时每笔交易的唯一性。

（2）会计日期：交易信息的发送与应答是通过一卡通通讯模块实时进行的，而交易的对账则是批量进行的，以自然日为单位。交易日期实际相当于一个唯一的批次号，表示一批交易，实际中以当日日期作为该批次号。

（3）交易状态：无论银行还是医院发起的交易，都需要等待对方对该交易是否成功处理的应答。对医院端而言，数据发送后未收到应答信息的交易，其交易状态为“未完成”；收到“交易成功”或“交易失败”应答信息的交易，其交易状态为“已完成”。

（二）业务处理过程

1. 患者支付交易　患者支付交易（以下简称扣费交易）由医院端产生，医院信息系统提供交易流水号，并实时将交易消息发送给银行，银行收到交易消息后对患者账户进行扣费，将扣除的金额转入医院账户生成会计日期，并将该会计日期与处理是否成功等操作结果传回医院端，医院根据银行应答的结果进行下一步处理。

一个自然日结束后，银行将该会计日期的所有扣费交易按照对账文件格式上传至对账 FTP 服务器，银行必须保证上传文件中包含该会计日期内的全部交易。之后由医院登录 FTP 下载上述对账文件，将解析后的交易数据与 HIS 中的数据进行比对，如果交易笔数、金额均正确无误，则自动进行结账处理；如果发现数据不一致，则记录交易流水号与数据不一致的原因，等待人工进一步查找错误的问题所在。对账流程如图 3-8 所示（彩图见书末），深色方块表示对账失败。

2. 医院退费交易　医院退费交易（以下简称退费交易）由医院端产生，医院信息系统提供交易流水号，但不需将退费数据实时通知银行。由于“301 一卡通”信息系统中要求每一笔退费交易必定存在与之对应的唯一的一笔扣费交易，当对应的扣费交易对账成功后，医院端可将一批符合条件的退费交易打包，给每笔退费交易填入会计日期，然后在每天约定的时间（如 02：00）将该会计日期内的所有退费交易按照对账文件格式上传至对账 FTP 服务器。

之后由银行端登录 FTP 服务器下载上述对账文件，按照解析后的金额将费用退还患者账户，并将记录有每笔交易是否成功处理以及处理失败原因的退费反馈文件传回 FTP。医院端再次登录服务器，下载该反馈文件，读取银行交易处理结果数据，如果交易笔数、金额、银行处理结果均正确无误，则自动进行结账处理；如果发现数据不一致或银行处理结果为失败，则记录交易流水号、数据不一致或处理失败的原因，等待人工进一步查找错误的问题所在。对账流程如图 3-9 所示，深色方块表示对账失败（彩图见书末）。

3. 银行与医院之间的对账业务　银行与医院之间的对账业务涉及 3 种对账文件：扣费交易对账文件、退费交易对账文件、退费交易反馈对账文件，分别由医院、银行端产生。

所有文件采用文本文件（. txt）的格式，包含 3 部分内容：文件名、文件首行、文件明细行，各部分均包括若干个字段，字段长度固定，长度不足的字符串右补空格、数字左补 0，字段间不设分隔符。

文件名包括对账文件的类型、银行、会计日期等信息；文件首行包括总交易笔数、总金额等信息；明细行包括交易时间、交易流水号、交易金额、银行卡号、证件号等信息。

在文件的解析中，还应当考虑到全角与半角、Windows 与 Linux 操作系统换行符、证件类型与证件号长度等原因带来的问题。

对账程序由 Windows 服务（RccSrv. exe）与桌面应用程序（RccCore. exe）相互配合，RccSrv. exe 服务安装部署后，负责桌面应用程序的监控与启动。RecSrv. exe 随操作系统启动，并每隔一段时间检查 RccCore. exe 是否正在运行，若没有运行，则启动 RccCore. exe，解决了 RccCore. exe 因异常退出的问题。

桌面应用程序 RccCore. exe 负责处理对账业务，在每天的指定时间（如 05：00）处理各银行前 24 小时上传的扣费交易对账文件（1 个）和退费交易反馈文件（1 个或多个）；每天的指定时间（如 22：00）将前 24 小时中完整的退费交易信息生成退费对账文件并上传（1 个）。

对账监控程序（RccMon. exe）是桌面应用程序，界面如图 3-10 所示（彩图见书末），主要由“301 一卡通”信息系统医院端财务人员使用，财务人员负责关注每日对账状态，对上传的退费交易进行核实，并对错误对账进行追查。程序提供了简洁、直观的界面供财务人员查询所有每日对账状态，并对异常的对账提供错误说明，方便财务人员与银行相关部门沟通。

第三节 “301 一卡通”信息系统系统优化完善与维护

一、系统上线优化完善

（一）运行基本情况

2011 年 8 月 1 日正式上线运行以来，“301 一卡通”信息系统就开始进入持续的系统优化完善和应用支持之中。上线之后的主要工作包含两方面内容：①常规性维护工作，包括不断优化系统的性能，提升系统操作的方便性，同时也纠正一些软件上存在的错误等；②系统功能拓展，包括不断延伸“301 一卡通”信息系统系统的功能范围，增加该系统的适应性和覆盖面等。

（二）综合平台整合

“301 一卡通”信息系统是一个综合业务处理平台，并不是一个孤立的软件，其能否成功运行从来都取决于其外围软件的支持，为了保障就医卡信息系统的顺畅高效的运行，解放军总医院计算机应用与管理科工程师们还修改了现有的诸多软件，主要的修改包括以下内容：

1. 挂号系统整合 专门针对“301一卡通”信息系统的特点和要求进行了全面的改造，使之能够完成号源的自由分配和回收，建立了和114、95169等网站的数据交流机制，保证数据的准确及时交换。同时也增加了大量的数据查询和统计手段，使得用户只需要通过挂号系统就能够很好地了解到各渠道挂号业务数据，帮助用户在一个统一的平台中完成挂号的所有业务工作。

2. 门诊收费系统整合 门诊收费系统也为了配合“301一卡通”信息系统的运行做了大量的软件改造工作，包括窗口退费处理、窗口的发票打印处理、窗口查询业务、窗口结账业务处理等。

“301一卡通”信息系统为了保障医院和患者的资金安全，将退费业务放在窗口来处理，这些业务处理都集成到了门诊收费系统。因此门诊收费系统除了要完成传统的收费结算任务外，还需要处理就医卡的退费、就医卡的结账、就医卡的发票打印、就医卡的数据查询等工作。

3. 门诊医师站整合 为了丰富就医卡的应用和提升就医卡的应用价值，还修改了现有的门诊医师工作站，支持门诊医师工作站刷卡接诊，支持患者在诊间进行预约，也支持患者在诊间直接挂号，为了减少纸张浪费和进一步规范挂号业务，在门诊医师站增加了加号功能，医师通过门诊医师站进行加号处理，挂号系统在获取该医师的加号处理数据后可为患者执行加号操作。

二、增值整合

“301一卡通”信息系统自运行以来取得了良好的社会效益，同时，也不断创新，进行增值整合，以获得更大的效益。

1. 国家居民健康卡系统 为了配合国家卫计委在国内推广居民健康卡工作，“301一卡通”信息系统的软件开发工程师也积极和卫计委的相关技术人员配合，修改现有的业务系统，将居民健康卡纳入到“301一卡通”信息系统的范畴。

2. 价格管理系统 除了修改现有的软件系统外，“301一卡通”信息系统还开发了一些新的应用，如通用治疗申请与计价软件。该软件的目的是实现治疗科室业务流程优化和治疗信息实时采集，在完成信息系统实时采集的过程中实现项目费用发生地计价工作。该软件作为一卡通费用发生地计价体系内的一个重要组成部分，目前已经在放疗科得到了良好的应用效果，该系统实现放疗等治疗科室治疗业务流程的优化和关键业务信息的实时采集，不仅促进了治疗科室的信息共享、流程改进和业务发展，而且还提高了医院的精细化管理水平。

三、系统日常维护

（一）硬件维护

硬件维护分为网络维护、自助设备维护、计算机维护。医院内部网络和计算机都由医院计算机应用与管理科的网络工程师和硬件维护工程师负责维护；与银行连接的专用网络由运营商负责维护，银行内部网络由银行负责维护；自助设备由厂商负责维护。

（二）软件维护

软件维护分为医院 HIS 系统软件维护、自助设备软件维护、银行端软件维护。其中医院 HIS 系统软件由医院计算机应用与管理科的软件工程师负责维护，包括挂号软件、门诊收费软件、费用发生地计价收费软件、对账软件、通讯软件、门诊医师站、自助设备调用的 WebService 以及医院数据库；自助设备人机交互系统由厂商负责维护；银行信息系统由银行负责维护。

第四章 “301一卡通”信息系统门诊就医流程与功能实现

第一节 “301 一卡通”信息系统门诊就医功能需求

在我国，由于国情所致，门急诊是医院医疗服务的重要领地，特别是到大型医院就医的患者常常是经过在不同级别医院辗转而来，患者的就医需求急切、病情危重、病种复杂。为了改善患者的就医体验，“301 一卡通”信息系统进行了如下设计和研发。

患者来医院就医，对于就医路线一般情况下是不清楚的。医院为了实现“以患者为中心”提供服务，必须对各流程和节点进行细致的规划，这些规划一方面是考虑患者的方便，另一方面还要考虑医师工作的方便，因此会涉及具体的时间序列和空间排序问题。

一、按时间需求

根据患者就医常态，患者在医院就医基本上是有时间概念的，但却控制不了时间，这需要医院为患者就医过程进行时间序列安排。如果患者就医的路线可以确定，作为标准化要求，患者的所有流程和节点是应有时间计量的，这对大型医院来说十分重要。“301 一卡通”信息系统设计时充分考虑到这些因素，对所有患者就医时间序列进行设计，取得协调方案，之后再进行开发和实施。

二、按空间需求

患者在医院就医不仅是线性的时间序列问题，还有空间排序问题。也就是说，所有患者在医院就医过程中会到医院不同地点进行挂号、就医、检查、检验、取药、缴费等，在空间上形成一个多层次立体的就医过程。作为大型医院，对空间的流线设计必须认真进行规划，这不但可以为患者就医节省大量时间，也可以在空间上对医院所有就医过程有效减少无效移动，从长远规划目标来说，空间排序还可以更加有效地利用医院有限空间和更好地配置资源。

三、按就医人群需求

来医院就诊人群的身份有多种，大致可分为全费患者、医保患者、新农合患者、军队医改患者。在“301 一卡通”信息系统设计和研发过程中必须将这些患者全部涵盖，才能满足各类人群的就医需要，使患者得到安全、优质、高效、同质和经济的服务。

第二节 “301 一卡通”信息系统门诊就医主要流程

“301 一卡通”信息系统主要通过全预约挂号、多渠道缴费、多功能自助服务为患者提供就医全流程一站式便民服务。本部分所涉及内容主要对多种方式预约挂号流程进行具体描述。

一、门诊就医主要流程

见图 4-1。

二、多种方式预约挂号

患者持有指定银行任意一张银行卡，通过在家中登录相应银行网站或银行手机客户端平台、拨打其银行客服电话、到居住地银行网点使用银行自助终端等多种渠道，预约挂取解放军总医院 7 日内的专家及普通号源。挂号费直接从银行卡中扣除，号条可在家中直接打印，通过客服电话预约的有短信提示；还可通过 95169 和 114 等公共信息平台分别提前预约 7 天和 28 天内的预约号，就诊当日到医院自助机上确认取号。

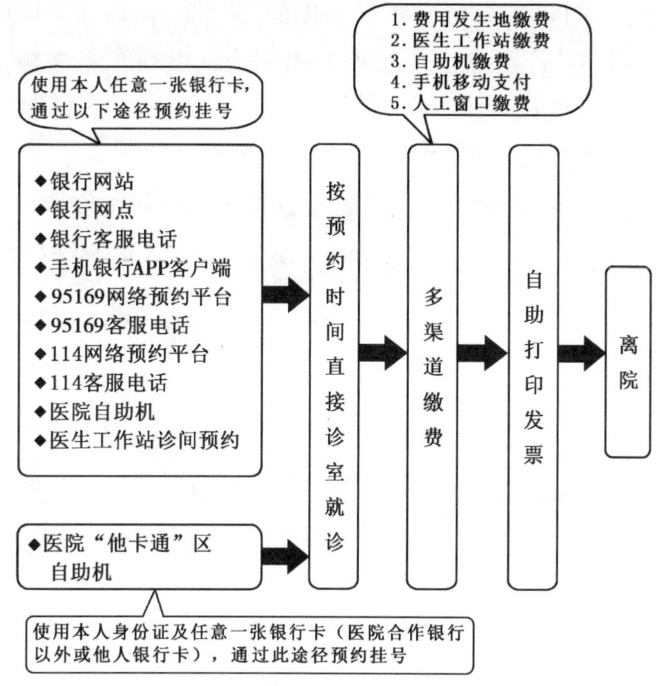

图 4-1 “301 一卡通”信息系统门诊就医流程图

（一）银行系统预约挂号

“301 一卡通”信息系统借助银行网点、网银和客服电话遍布全国及持卡人数多的优势，将医院预约挂号窗口直接前置在患者所在地银行网点，在家中可通过电话、网络通讯实现预约挂号，前置扣费。该系统运用现代计算机网络、通讯、视频和先进数据接口技术，实现全国覆盖，使所有就诊人群均可得到安全、优质、高效、同质和经济的服务。目前，可通过以下 4 种方式实现院外银行系统预约挂号。

1. 银行自助终端预约挂号　患者可选择就近的银行网点，用患者本人相应银行卡在自助终端上实现 7 日内预约挂号。具体流程如图 4-2 所示。成功打印号条后，患者只需在就诊当日按号条上显示的就诊时间和地点直

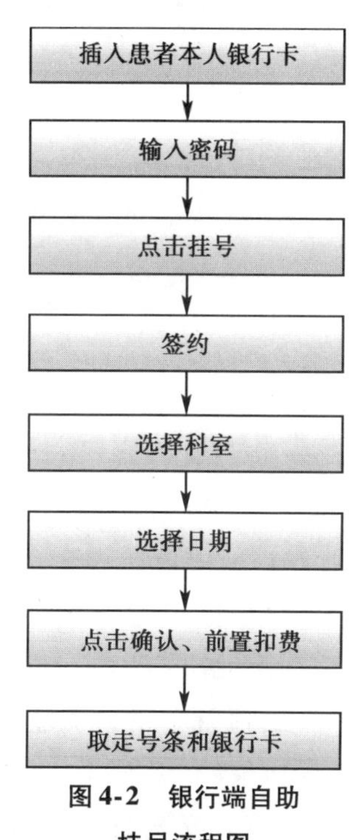

图 4-2 银行端自助挂号流程图

接到诊室就医。图 4-3 为建设银行自助终端挂号界面。

2. 银行客服电话预约挂号　银行具有强大的电话客服终端，每位持银行卡的患者都可以拨打相应银行客服电话，自主选择看病日期和医师进行预约挂号。银行客服电话挂号流程如图 4-4 所示。

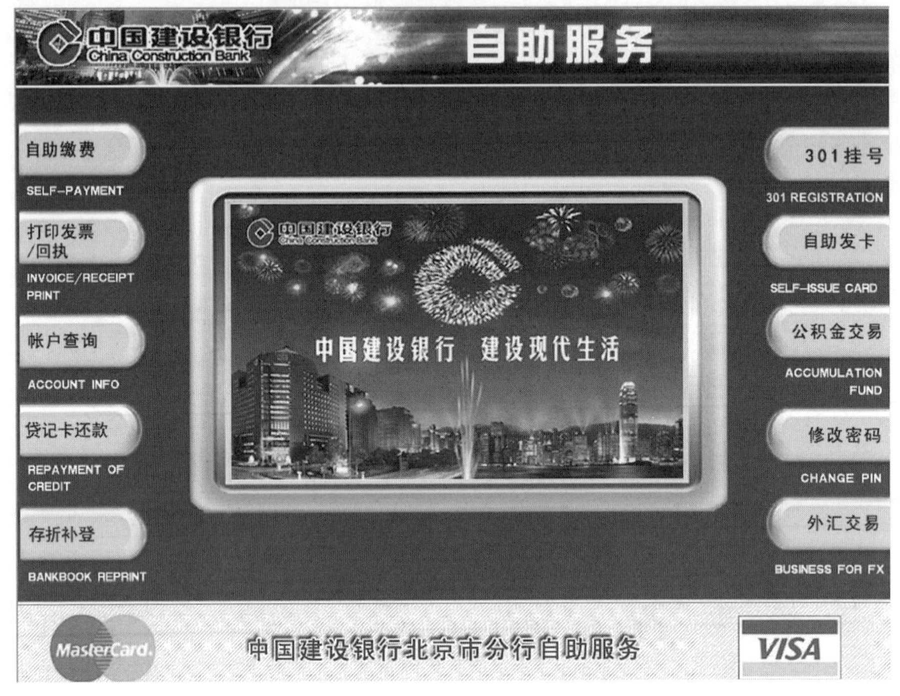

图 4-3　建设银行自助终端挂号界面

3. 银行网银预约挂号　患者可以利用网上银行提前 7 天预约挂号，预约成功后就诊当日持本人银行卡到院内自助挂号机取号条就诊，具体操作如图 4-5 所示。

4. 银行手机客户端预约挂号　指定银行现已开通手机客户端预约挂号业务。此项功能将银行网银直接转移至患者手机上，满足患者随时随地掌上预约挂号的就医需求。手机银行客户端挂号流程与网上银行预约挂号流程大致相同，患者只需在挂号前下载相应银行手机客户端，便可实现手机客户端指尖挂号。

（二）院内自助机挂号

患者持本人指定银行任意一张银行卡即可在院内自助挂号机上快速挂取 8 日内（含当日）门诊所有科室的专家号源和普通号源。需要说明的是，“301 一卡通”信息系统预约挂号设计理念是实现患者挂号在家中，分流在院外，逐渐引导患者在院外完成所有预约挂号流程，于就诊当日直接到诊室就诊。

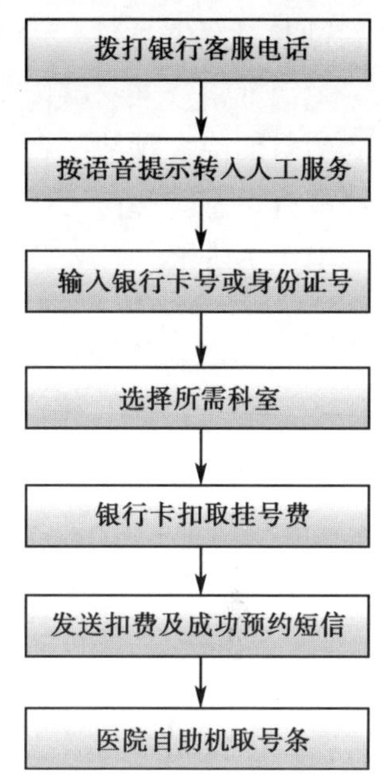

图 4-4　银行客服电话挂号流程

院内自助挂号机挂号流程如下：

第 1 步：插入银行卡、输入密码。

第 2 步：绑定 ID 号，输入手机号码。

第 3 步：选择就诊科室、时间及专家。

第 4 步：核对挂号信息。

第 5 步：确认挂号、扣取挂号费。

第 6 步：取走号条和银行卡。

（三）诊间预约挂号

“301 一卡通”信息系统设计的诊间预约模块主要解决了 2 个问题：①同一患者预约同一位医师多次就诊的问题；②医师之间转诊的问题。

患者就诊结束后，医师可根据患者病情直接为患者进行复诊预约，预约号序与院内、院外预约号序同步。医师也可根据患者当日病情需要为患者办理诊间加号业务。首诊医师也可根据病情通过诊间预约或加号为患者选择不同科室、不同级别的专家进行定制诊疗，实现患者院内的双向推送，分级检诊。诊间预约流程如图 4-6 所示。

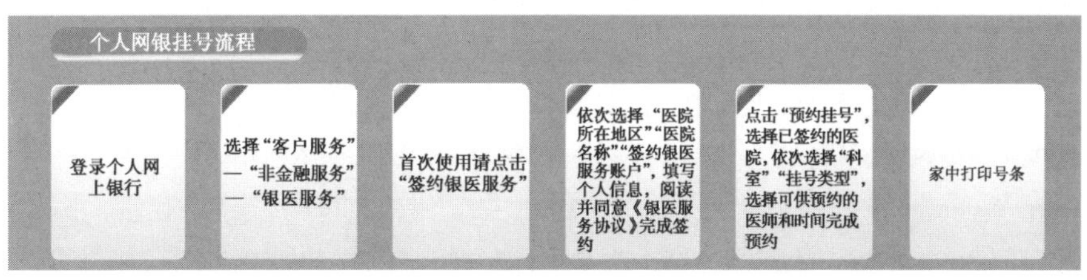

图 4-5　银行网银挂号流程

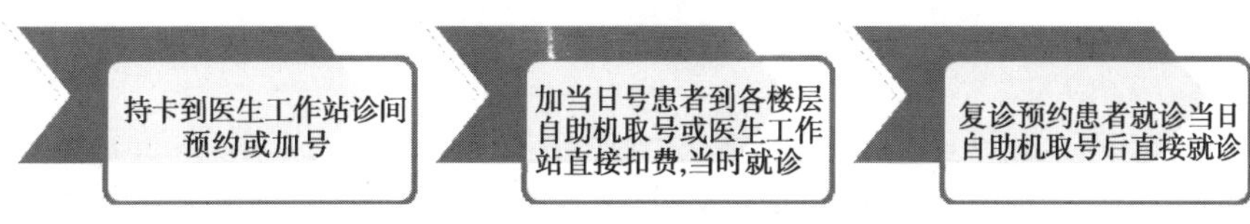

图 4-6　诊间预约挂号流程图

（四）95169、114 电话平台预约

全国健康咨询及就医指导平台和北京市预约挂号统一平台是解放军总医院参与的两大预约平台。患者只需拨打 95169 或者 114，足不出户即可挂预约解放军总医院门诊 7 日或 28 日之内的所有的专家号及普通号。具体流程如图 4-7 所示。

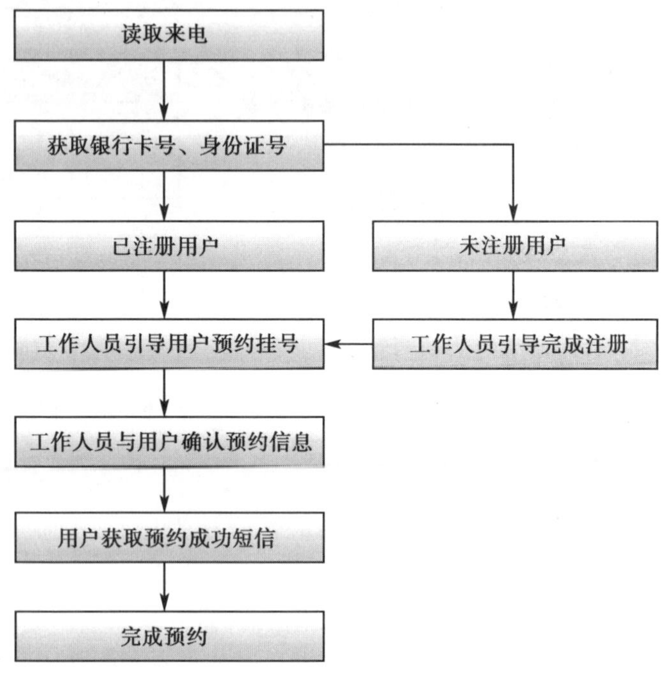

图 4-7　114、95169 电话平台预约挂号流程图

（五）网络平台预约

患者登录 95169 平台（www. 95169. com）和 114 平台（www. bjguahao. gov. cn），按照系统提示流程，结合自身需要，即可选择科室、医师以及要预约的日期和时间来进行挂号。但 95169 和 114 平台只能实现挂号预约，不能直接获取号条、前置扣费，患者预约成功后于就诊当日到自助机取号，若未按照指定时间到达，号源作废。95169 电话预约平台操作流程如下：

第 1 步：注册登录：登录网上预约挂号平台（http：//home. guahao. cn/index），首次预约挂号须进行在线实名制注册，输入患者本人银行卡号

和身份证号，利用注册账号登录，进入预约挂号流程（已注册用户直接登录进入）（图 4-8）。

第 2 步：选择需要医院、科室、医师（图 4-9）。

第 3 步：点击查看排班表，选择可以预约的日期，点击预约。

第 4 步：核对各项信息并短信验证。

第 5 步：界面显示预约成功的订单，并接收预约成功短信。

第 6 步：医院就诊：就诊当日，该用户在规定的时间段内前往医院凭就诊者本人预约登记时的有效证件和银行卡在自助挂号机上取号就诊。

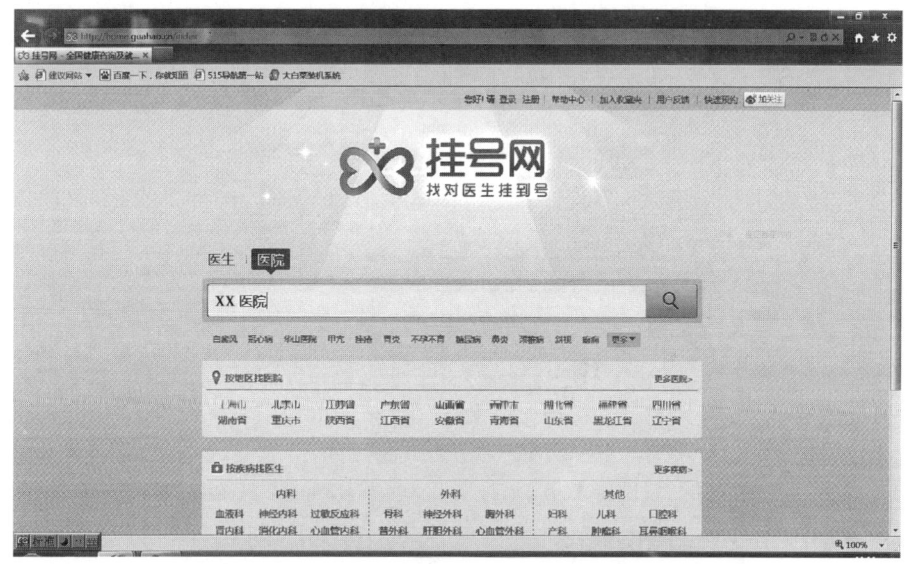

图 4-8 95169 网络预约平台预约挂号操作主界面

三、多渠道缴费功能

多渠道缴费功能详见本书相关章节。

四、多功能自助服务

“301 一卡通”信息系统除上述功能外，还可为患者提供多功能自助服务，主要包括自助查询检验、检查和诊疗结果，自助打印化验报告单、费用清单、发票，自助查询价格等。

（一）自助打印化验报告单

患者结束检查、检验治疗后，可持本人银行卡或医疗卡到自助打印化验报告单机器上获取检查、检验结果，高效、方便、快捷。自助打印化验报告单流程如图 4-10 所示。

挂号网
找对医生挂到号
请输入您想找的医生姓名或疾病名称
首页 › 北京 › 海淀区 › 中国人民解放军总医院(301医院)-挂号网 › 内科-心血管内科
中国人民解放军总医院(301医院)-挂号网 内科-心血管内科
此科室有11位医生坐诊
快速预约
收藏科室
科室简介
解放军总医院心血管内科成立于1954年，为解放军总医院重点科室，心血管内科专业博士和硕士学位授权点，临床医学博士后流动站。2006年经总后勤部批准成立解放军心血管病研究所，2008年被评为北京市重点学科。
主任医师 教授 中国人民解放军总医院(301医院)-挂号网[三级甲等]
擅长：高血压病、大动脉炎、心肌病、心律失常、冠心病
北京-海淀区
查看排班表
主任医师 教授 中国人民解放军总医院(301医院)-挂号网[三级甲等]
北京-海淀区

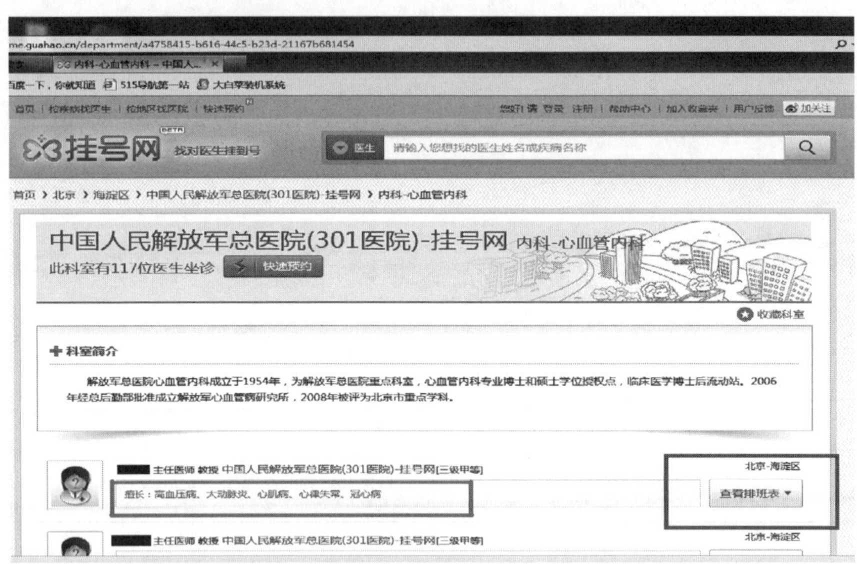

图 4-9 选择医院/科室/医生操作界面

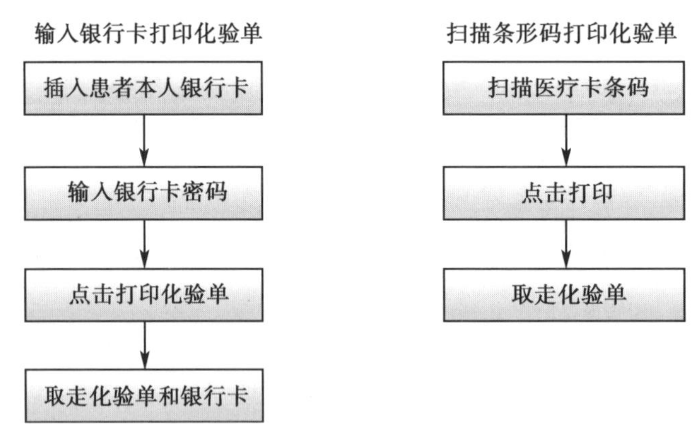

图 4-10 自助打印化验报告单流程图

（二）自助打印发票

自助打印发票流程如图 4-11 所示。

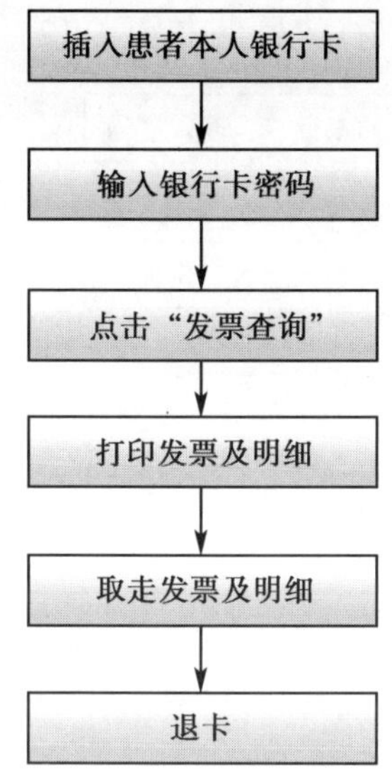

图 4-11 自助打印发票流程图

第三节 “301 一卡通”信息系统门诊就医功能的补充及运行效果

一、“301 一卡通”信息系统门诊就医功能的补充

（一）他卡通的概念与需求

1. 他卡通概念 他卡通就医系统是指患者使用本人身份证及医院合作银行以外的任意银行卡或他人银行卡在医院自助机具预约挂号、自助缴费的就医系统。此系统解决了已来院无合作银行任意银行卡的就医问题。他卡通对所有持银行卡就医人群进行覆盖，进一步增强了服务功能。

2. 预约挂号流程

（1）插入银行卡，输入密码，扫描患者身份证号：①系统中身份证号有可匹配 ID，则自动关联 ID 和银行卡；②系统中身份证号没有可匹配 ID 且无重名的，自动生成 ID 号，并关联银行卡；③系统中身份证号没有匹配 ID 且出现重名的，弹出“输入 ID”或“扫入 ID”对话框，手工输入 ID 或扫描 ID 条码，关联银行卡。

（2）预约挂号，扣费，打印号条（图4-12）。

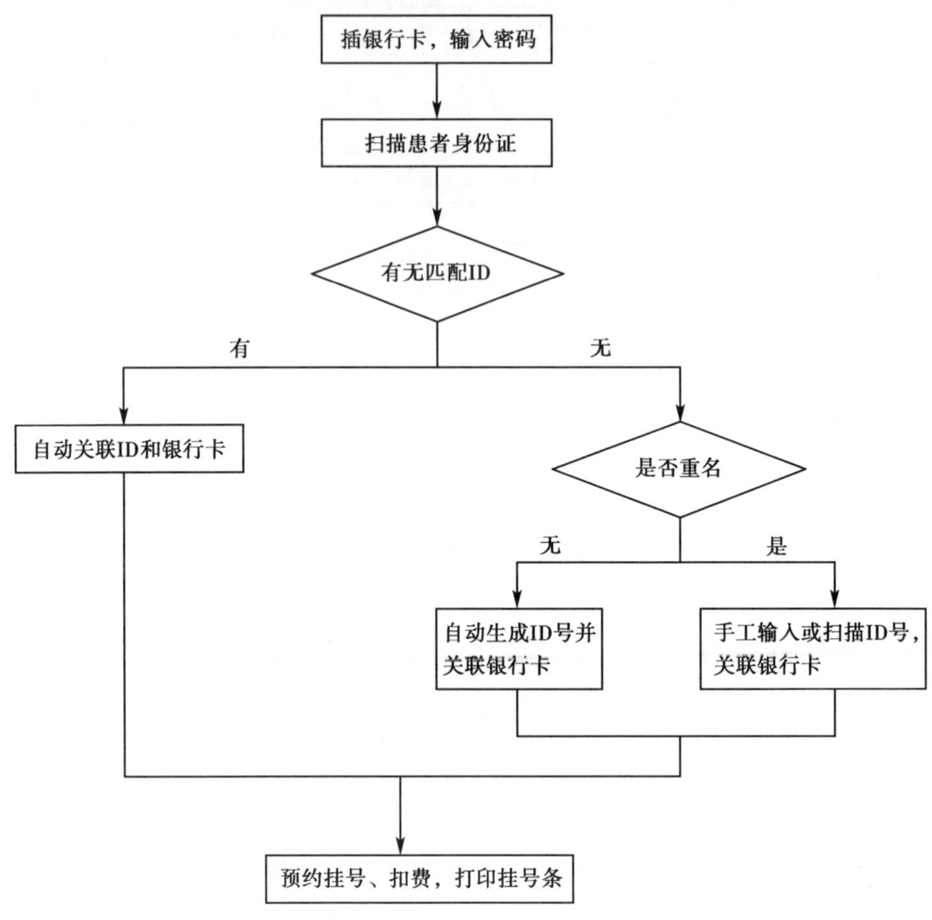

图4-12 他卡通预约挂号流程

3. 他卡通自助缴费流程 ①插入银行卡，输入密码；②扫描处方、检查单等条码，简称“扫单”；③系统提示“是否确认为××缴费××元”；④点击“确认”，进行扣费，打印缴费凭条。

（二）他卡通退费与对账解决方案

1. 退费流程 他卡通患者退费采取人工窗口退费的形式，60天内交易可持卡进行撤销服务，当日退回患者银行卡中。

2. 对账流程 由于他卡通系统数据采取的是POS网络传输方式，因此对账方式和医院原有POS刷卡对账方式相同，由银行出具每日交易回单和明细清单进行对账。

二、“301 一卡通”信息系统运行效果

“301 一卡通”信息系统自 2011 年 8 月 1 日上线以来，在院领导的大力支持下，经过近 4 年的实际应用，不仅有效解决了患者就诊“三长一短”的难题，而且改变了患者传统就医模式，基本实现了优化就诊流程、改善诊疗环境、提高就诊效率、减员增效、确保资金安全等预期目标。

目前，系统运行稳定，各就诊环节均能实现“通”、“顺”、“捷”、“稳”总体目标要求。截至 2015 年 8 月，一卡通预约挂号总量达 683.18 万人次，一卡通预约日均占比 71.58%。单日最高达 92.96%，单日最高挂号总量达 1.15 万人次；2013 年至 2015 年 8 月费用发生地计价 79.57 万人次。化验单自助打印项目推行后，节省打印时间高达 67%。同时自助缴费、自助查询、结算发票集中打印，使患者减少排队次数 3 ~ 5 次，节省就诊等候时间 2 ~ 3 小时。

自 2011 年 8 月系统上线至 2014 年 6 月“301 一卡通”信息系统在患者就诊挂号量方面取得了明显的提升效果，如图 4-13 所示。

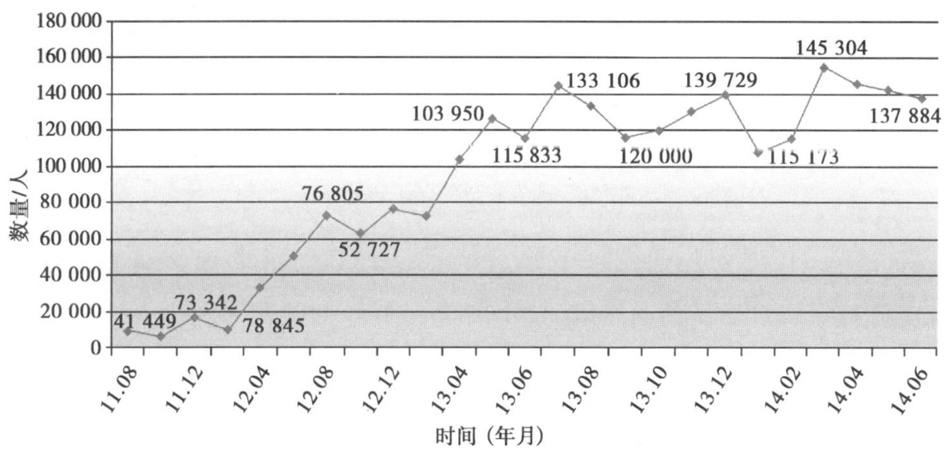

图 4-13 “301 一卡通”信息系统预约挂号量

第五章

医院预约诊疗服务管理

第一节　预约诊疗服务概述

随着经济社会的快速发展和医疗服务需求的日益增长，以及人们工作节奏的日益加快，到大医院就医的人数迅猛增长，传统窗口挂号、检查检验、缴费、住院等医疗服务方式已不能满足患者的就医需求。人们需要更加方便、快捷、可知性、可控性强的医疗服务。在这种背景下，预约诊疗就医模式应运而生，并逐渐被患者所认可。

“301 一卡通”信息系统响应国家开展预约诊疗的号召，为预约挂号、预约检查、预约手术、预约住院等服务提供了一揽子就医服务，为全国范围内开展预约诊疗提供了可借鉴的成功案例。

一、预约诊疗的概念

预约诊疗服务工作是公立医院以患者为中心开展医疗服务的重要改革措施，是患者在就诊前通过电话、网络等方式预约所需的医疗服务，并于就诊当日持预约凭证前往医院就诊的行为。预约诊疗是对现行的即时挂号、即时就诊模式的补充和完善，是医院开展以患者为中心医疗服务的重要改革措施，是对缓解群众“看病难”问题的有益尝试。

狭义的预约诊疗包括预约挂号、检查检验治疗预约、预约住院、预约手术、出院复诊预约、出院随访预约等。广义的预约诊疗涵盖所有与患者诊疗行为相关的预约，预约贯穿在患者就医的每一环节和每一节点，对就医的时间、地点、内容进行全方位精细化管理，最大限度实现预约诊疗的可及、可知和有序发展。

二、预约诊疗的意义

预约诊疗服务对方便群众就医、提高医疗服务水平具有重大意义。医院施行预约诊疗服务，有利于患者进行就医咨询，提前安排就医计划，减少候诊时间，也有利于医院提升管理水平，提高工作效率和医疗质量，降低医疗安全风险。完善的预约诊疗服务有利于医院优化诊疗流程，改善就医环境，科学调配人力资源，促进医院服务质量的提升，为人民群众提供更好、更便捷的诊疗服务。

三、预约诊疗国内外发展现状

（一）欧美国家预约诊疗发展现状

自20世纪90年代初，发达国家的医疗机构信息化程度在技术上趋于成熟。在西欧国家，患者在各级各类医疗机构的挂号、就诊、会诊、住院医疗、随访等医疗活动均可通过网络、电话等方式实现预约诊疗。医疗系统通过预约诊疗和区域协同管理，实现分级检诊，合理、有效利用医疗资源，方便患者就医。

（二）国内发展现状

在中国香港已经建立起了统一的健康平台，居民所有健康档案均可在此平台上进行查询。每次就医所产生新的诊疗信息也会实时同步到健康平台，实现居民医疗信息共享。

卫生部于2009年8月下发了《关于在公立医院实现预约诊疗服务工作的意见》，为全国门诊预约诊疗服务的全面开展提供了政策依据。

目前国内更多地把预约诊疗概念等同于预约挂号，且各预约诊疗服务项目条块分割，未实现预约诊疗全流程、一揽子集约式管理目标。另外，全国范围内预约诊疗还处于开展的初级阶段，仍存在一定问题，主要表现为：

1. 预约挂号

（1）群众对预约挂号知晓度和信任度不高，预约挂号与传统窗口挂号相比，尚未占有主导地位，且大部分医院场外预约后仍需到窗口取号后再就诊。

（2）预约挂号未实现分时段就诊，患者来院就诊时间未做到精细化管理。

（3）预约挂号爽约比居高不下。目前患者预约挂号的同时，大都未实现实时扣费，又无健全的爽约管理机制，导致患者多家医院占号、预约未诊的现象时有发生。

2. 检查、检验、治疗预约未做到精确化管理，预约时间一般可明确到日，但并未精确到小时或分钟，患者来院后仍需等待，也未实现集约式预约。

3. 预约住院　目前由于医疗资源紧张，患者开完住院申请单后无法被告知具体住院时间。

4. 预约手术　患者住院后无法获知具体的手术时间。

5. 出院复诊预约　出院患者复诊预约未形成管理机制。患者出院时可获知复诊时间，但需自行来院安排复诊。

6. 预约平台　每家医院对每一预约环节都有单独的预约系统，未建立统一的预约平台。

四、“301 一卡通”信息系统对预约诊疗的探索

“301 一卡通”信息系统将预约诊疗各模块有效地连接起来，对预约诊疗开展进行了成功的尝试和探索，对全国范围内预约诊疗工作的开展具有较强的借鉴和推广价值。

1. 已开展的预约诊疗项目　包括：全时预约挂号、分时段预约诊疗，并配有费用发生地、医生工作站等多渠道缴费，自助查询化验单、自助打印发票等一揽子就医服务。

（1）全时预约挂号：“301 一卡通”信息系统扩展了预约挂号方式，可通过银行渠道、公共预约平台、院内自助机具、诊间预约等方式实现全预约挂号和分时段诊疗。全预约分为全时预约、全程预约和全科预约。全时预约是指全天 24 小时接受预约；全程预约是指患者就诊全过程接受预约；全科预约是指医院所有科室，包括专家门诊和普通门诊全部接受预约。

“301 一卡通”信息系统解决了以往院外预约号源与院内取号缴费分离的管理弊端，挂号前置扣费，直接获取预约号源，并于就诊当日按照挂号条上显示的时间直接到诊室就诊，方便患者就医，大大提高了预约挂号的诊疗效率。

（2）分时段预约诊疗：分时段预约是指通过测算每位医师的问诊时间

（每位患者5分钟、10分钟、15分钟或20分钟），时间精确到分，科学设定每位医师的预约时间点及预约种类，合理预约就诊人次及预约到达时间，最大化减少患者候诊时间。同时让医师从容接诊，保证患者问诊时间，维护患者就医权益。

（3）多功能自助服务：前面提到，广义的预约诊疗涵盖患者就医的每一环节，只要是能够为患者提供便利的就医环节和系统功能都应该包括在预约诊疗服务范围之内。“301一卡通”信息系统通过自助缴费、自助打印费用清单、自助打印发票等功能，为患者提供便民服务，完善和提高预约诊疗服务效能。

2. 计划开展的预约诊疗项目　“301一卡通”信息系统目前正在增加住院预约、检查、检验、治疗打包预约功能模块。未来还将涉及手术预约、出院复诊预约、随访预约、健康体检预约等，使预约贯穿于患者就医的每一环节，提高就医时间、地点、内容的精确度，做到真正的预约诊疗。

第二节　预约诊疗操作管理

为确保预约诊疗工作顺利开展，需对门诊各业务流程、人员管理、制度建设、组织实施等方面加强管理，协调各方资源，形成多方合作，为预约诊疗做好保障性工作。

一、预约挂号管理

（一）建档管理

1. 建档对象　为健全医院患者档案管理体系，确保实名制就医，每位来院就诊的患者均需建立医疗档案。按照患者身份的不同，将患者分为全费、北京地方医保、新农合、地方公费医疗以及军队医改等类别。

2. 建档重要性　病患档案是记录患者健康状况，在疾病发生、发展以及诊疗全部过程中形成的具有查考、利用价值，并按照一定规格要求集中保管的各种诊疗材料。为准确掌握来院就诊患者的诊疗信息，实现患者与医院间的信息互动，全面提升医院服务质量，每位就诊患者在就诊前均需建立其医疗档案。

3. 建档方式 随着医院预约挂号方式的多样化，患者建档方式也呈现出多样化的态势。

（1）窗口建档：窗口人工建档是医院最传统的建档模式。首次来医院就医的患者凭本人的身份证、户口本、医疗保障卡等有效证件，即可在窗口建立个人医疗档案。初次来院就诊的患者均需提供姓名、性别、出生日期、身份证号、医疗保障卡号、家庭常住地址、联系方式及家属联系人姓名等有效信息，如图 5-1 所示。

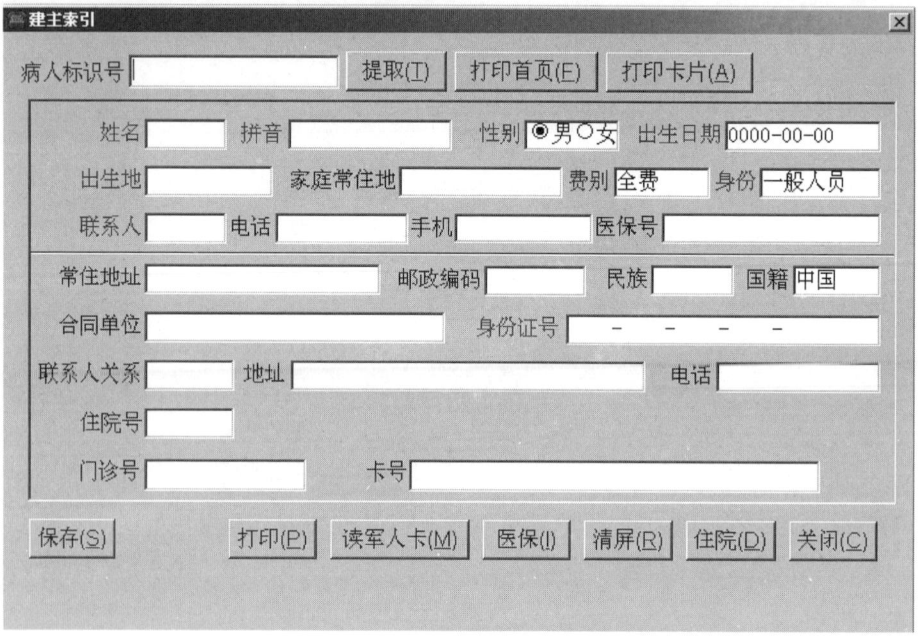

建主索引

病人标识号 提取(T) 打印首页(E) 打印卡片(A)

姓名 拼音 性别 ◉男○女 出生日期 0000-00-00

出生地 家庭常住地 费别 全费 身份 一般人员

联系人 电话 手机 医保号

常住地址 邮政编码 民族 国籍 中国

合同单位 身份证号 - - - -

联系人关系 地址 电话

住院号

门诊号 卡号

保存(S) 打印(P) 读军人卡(M) 医保(I) 清屏(R) 住院(D) 关闭(C)

图 5-1 门诊诊疗档案主索引图

（2）院内自助机建档：首次来院就医的自费患者可持银行卡直接到自助机进行签约绑定。系统可自动分配给患者就诊卡号，并与银行卡进行绑定。获取患者身份证号、姓名等信息，患者还需按照自助机提示输入联系方式，以完善建档要素。院外银行终端持卡预约挂号患者建档同院内自助机建档方式。

首次来院就医的医保患者，可在自助机上完成医保卡与门诊号及银行卡的绑定工作，也可到人工综合服务窗口进行建档。

通过银行客服电话预约或 95169、114 电话预约的患者，客服会给患者分配预约挂号流水号，待到院内通过自助机或人工综合服务窗口建立就医档案；复诊患者直接提供就诊卡号进行预约挂号。

（3）网上预约平台注册建档：通过95169、114，或银行网银预约的患者，各操作平台会提示患者输入相关建档信息，在预约网站完成建档过程，如图5-2所示。

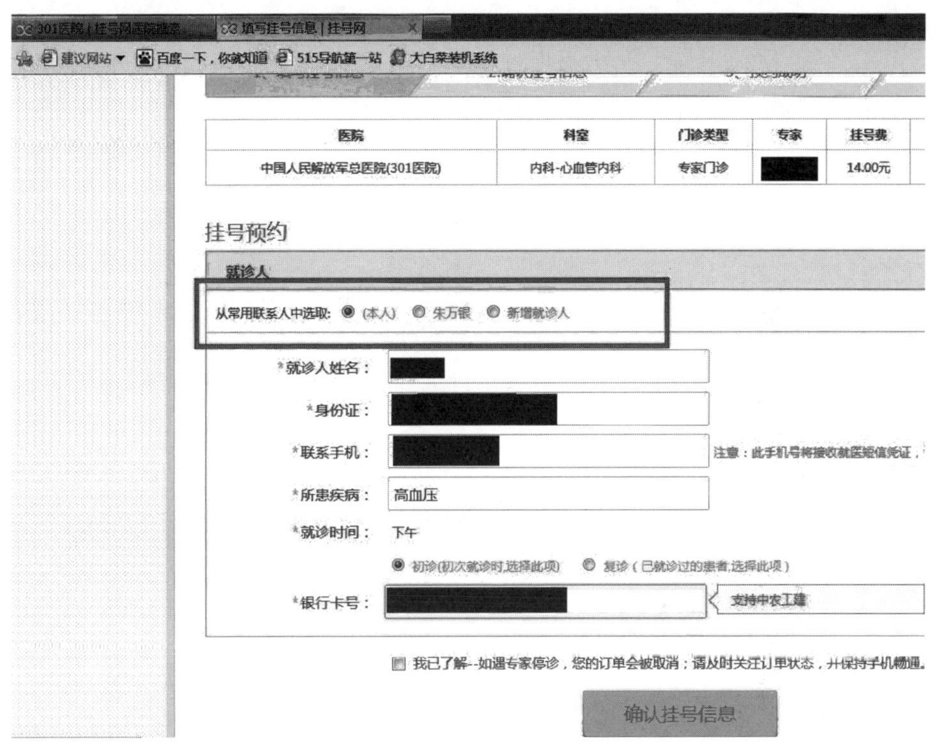

图5-2　全国健康咨询及就医指导平台挂号主索引信息录入

（二）信息公示管理

通过95169、114预约平台、客服电话、挂号大厅滚动屏、院内自助机、就医报等方式公示挂号与就诊信息，主要包括专家出诊时间、挂号方式、新出台的诊疗项目和物价等信息。

医院要根据院务公开的要求，采取多种形式定期公布并及时更新门诊诊疗科目、医务人员的专业特长和出诊时间，及时公布节假日的值班安排，以方便群众选择预约和就诊。

1. 院内张贴专家介绍　在门诊大厅张贴所有出诊专家的介绍信息，包括医师的所属科室、治疗特长等。

2. 定时更新专家出诊时间表　在门诊楼大厅贴有各临床科室主任医师

的出诊时间表，同时定时更新各科室夜诊、周末及节假日出诊时间安排，并印制成册，方便患者查询专家出诊时间。

3. 自助挂号机系统提示　医院自助挂号机及院外银行终端自助服务系统对各科室医师的诊疗特长进行提示，使患者在挂号的同时掌握医师信息，减少分诊错误。

4. 网上预约出诊专家特长提示　通过网络预约的患者，可在网页相关位置查询预约专家特长。

5. 门诊医疗信息报　医院定期向患者发放信息报，可查看医师出诊时间及特长等内容。

（三）号表管理

1. 号表概念　挂号号表是展示一段时间内医院各科室出诊医师姓名、出诊时间、号源数量等详细数据的报表。它能直观地展现某一时段内医院门、急诊科室号源的分布状况，因而是多种预约方式挂号的基础。

2. 号源分配　“301 一卡通”信息系统号源分配方案采用银行系统号源（包括银行网站预约号源、银行网点自助终端预约号源、银行客服电话预约号源、院内自助机具预约号源、诊间预约号源）与传统窗口挂号号源统一放在一个号池中的管理方案，实现以上预约挂号方式号源共享，集中分配，合理配置有限挂号资源的目标。避免了多个号池分配系统下号源供给不足或号源浪费现象的发生。统一的号池向不同预约平台分配号源，确保了预约挂号的公平性和可及性，对号源进行集约管理，百姓就医更加经济、高效、便捷。

另外，需要说明的是除窗口挂号、银行系统挂号外，“301 一卡通”信息系统还包括两种外网预约挂号平台，即全国健康咨询及就医指导平台（95169 平台）和北京预约挂号统一平台（114 平台）。医院通过互联网把一定比例的号源分配给以上两种预约平台，此类号源与医院内和银行端统一的号源物理上是断开的，单独占有一个号池，医院根据实际预约挂号使用情况定期进行号源分配比例的更新，以减少号源的流失和浪费。

号表管理员每月按要求对号表进行新增、调整及维护并生成次月号表（图 5-3）。根据外网预约情况分配号源，做到监督外网预约平台对解放军总医院号源开放情况，负责对出诊医师以及门诊各科室号源进行新增、修改、删除等一系列统筹协调工作（图5-4）。号表维护工作在平衡医院人流状况、维护医院工作有序进行等方面具有十分重要的意义。

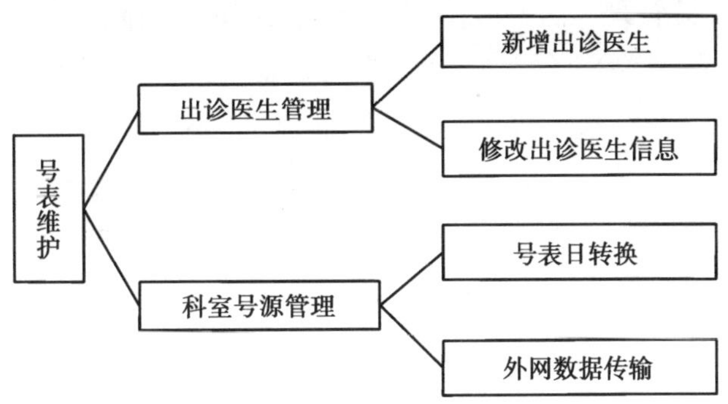

图5-3 号表维护流程图

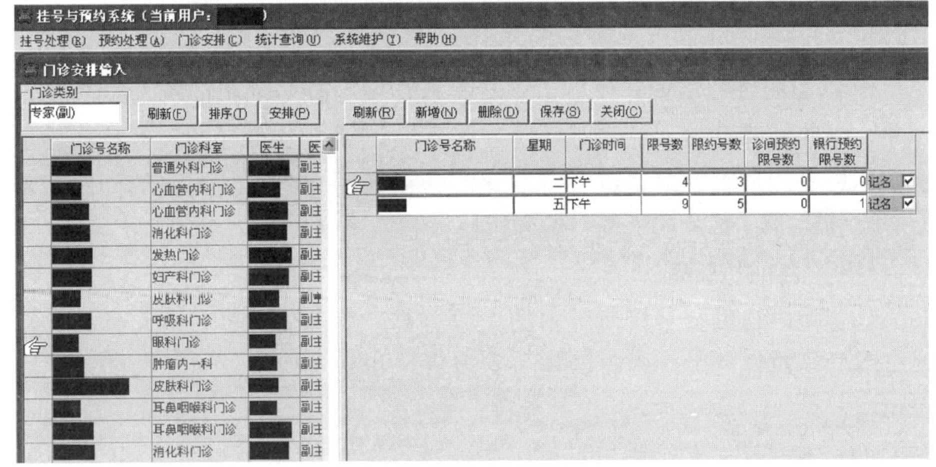

图5-4 门诊号表录入界面

（四）分诊管理

1. 分诊概念　分诊是指挂号人员根据患者的主要症状及体征判断患者病情的轻重缓急及其隶属科室，并合理安排其就诊过程，主要包括收集临床资料、分析推理判断、分类疾病和分科挂号4个环节。

2. 分诊的重要性　分诊是医院门诊工作的起始，有着不可替代的重要作用。首先，正确的分诊可以帮助患者顺利就医。随着医疗专业划分的逐渐精细，医院的挂牌科室也在逐渐增多，从而导致许多患者，尤其是初诊患者并不了解自己病情的所属科室。通过正确的分诊，可使患者有针对性地选择科室就医，减少因就诊科室不正确而导致的转科现象。其次，快速准确的分诊可以提高患者对医院的满意度，提升医院医疗资源的利用效率。

3. 分诊人员管理　分诊工作主要集中在窗口和院内引导员分诊，同时医院还专门设立分诊台，配置专业人员对患者进行详细、准确的分诊服务。

4. 分诊人员综合素养　分诊过程必须做到科学、缜密、全面。要快速准确分诊，帮助患者顺利就医，需对分诊人员进行全面系统的培训，使其不仅具有精湛的业务技能，更具有综合全面的知识储备。培训的内容主要包括以下几个方面：

（1）专业知识培训：挂号人员上岗前均需明确分诊的目的、意义及特殊性，并进行严格的相关专业知识培训，如临床医学等，熟练掌握根据病症判断就诊科室（或专家）的业务技能。同时能熟练掌握各科室专家的业务特长及出诊时间。

（2）沟通技巧培训：分诊工作的顺利开展与挂号人员的沟通技巧密切相关，因此需要挂号人员具有熟练的语言表达能力及良好的沟通技巧，注意使用患者能理解的语言进行沟通交流，在使用文明礼貌用语的同时，掌握交流的语气、语速和语调，做到愉快、有效沟通。

（五）自助机管理

随着院内自助挂号机使用率的大幅提高，需配置“301 一卡通”信息系统引导员对挂号大厅内自助挂号患者进行指导和服务。引导员的主要职责包括：

1. 巡视各个楼层的自助挂号机运行是否正常，有无缺纸、卡纸、电源松动、网络故障等问题，如有问题及时解决。
2. 帮助患者正确识别疾病所属科室，选择合适的专家。
3. 提示患者实名制就医，告知患者使用非患者本人银行卡挂号可能导致的问题。
4. 指导患者进行签约、绑定、挂号、取预约号等操作。
5. 熟练掌握各种常见问题的解决方法，如绑定、获取患者信息失败等，协助患者顺利完成挂号。

（六）医师出诊管理

各级出诊医师应按号表安排按时出诊，特殊情况需要变动的，必须经临床部主管领导同意，协调相同级别的医师代替出诊，并提前告知挂号室号表维护人员。针对无法出诊的专家，号表管理员需及时对内网和外网预约平台号表进行调整（图5-5、图5-6），并与已预约患者联系沟通，取得患者的理解。外网预约平台由平台管理者通过短信告知患者专家调整情况；其他方式已预约成功的患者，由挂号室负责人员进行协调。

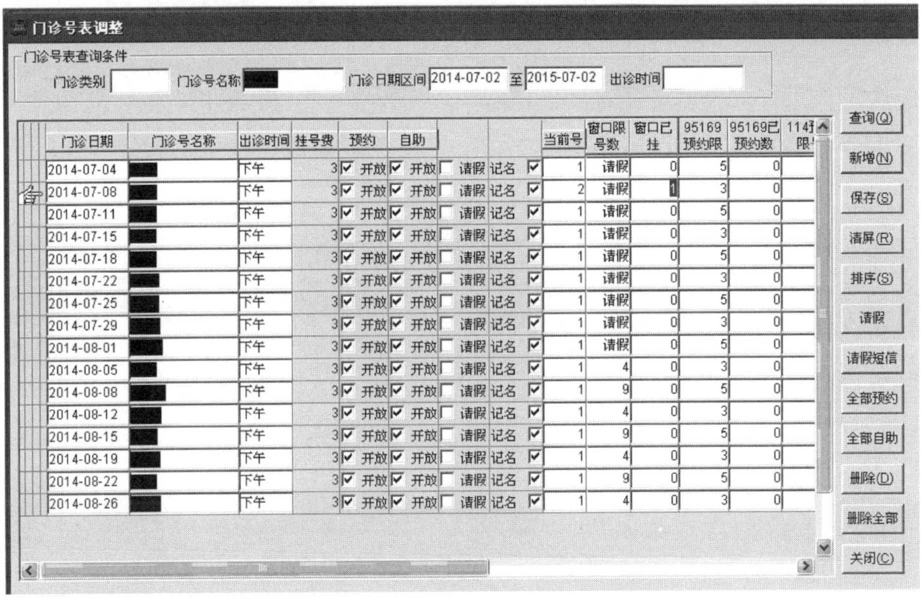

门诊号表调整

门诊号表查询条件

门诊类别 门诊号名称 门诊日期区间 2014-07-02 至 2015-07-02 出诊时间

门诊日期	门诊号名称	出诊时间	挂号费	预约	自助			当前号	窗口限号数	窗口已挂	95169预约限	95169已预约数	114预限
2014-07-04		下午	3	开放	开放	请假	记名	1	请假	0	5	0	
2014-07-08		下午	3	开放	开放	请假	记名	2	请假	1	3	0	
2014-07-11		下午	3	开放	开放	请假	记名	1	请假	0	5	0	
2014-07-15		下午	3	开放	开放	请假	记名	1	请假	0	3	0	
2014-07-18		下午	3	开放	开放	请假	记名	1	请假	0	5	0	
2014-07-22		下午	3	开放	开放	请假	记名	1	请假	0	3	0	
2014-07-25		下午	3	开放	开放	请假	记名	1	请假	0	5	0	
2014-07-29		下午	3	开放	开放	请假	记名	1	请假	0	3	0	
2014-08-01		下午	3	开放	开放	请假	记名	1	请假	0	5	0	
2014-08-05		下午	3	开放	开放	请假	记名	1	4	0	3	0	
2014-08-08		下午	3	开放	开放	请假	记名	1	9	0	5	0	
2014-08-12		下午	3	开放	开放	请假	记名	1	4	0	3	0	
2014-08-15		下午	3	开放	开放	请假	记名	1	9	0	5	0	
2014-08-19		下午	3	开放	开放	请假	记名	1	4	0	3	0	
2014-08-22		下午	3	开放	开放	请假	记名	1	9	0	5	0	
2014-08-26		下午	3	开放	开放	请假	记名	1	4	0	3	0	

查询(Q) 新增(N) 保存(S) 清屏(R) 排序(S) 请假 请假短信 全部预约 全部自助 删除(D) 删除全部 关闭(C)

图5-5　内网专家号表调整界面

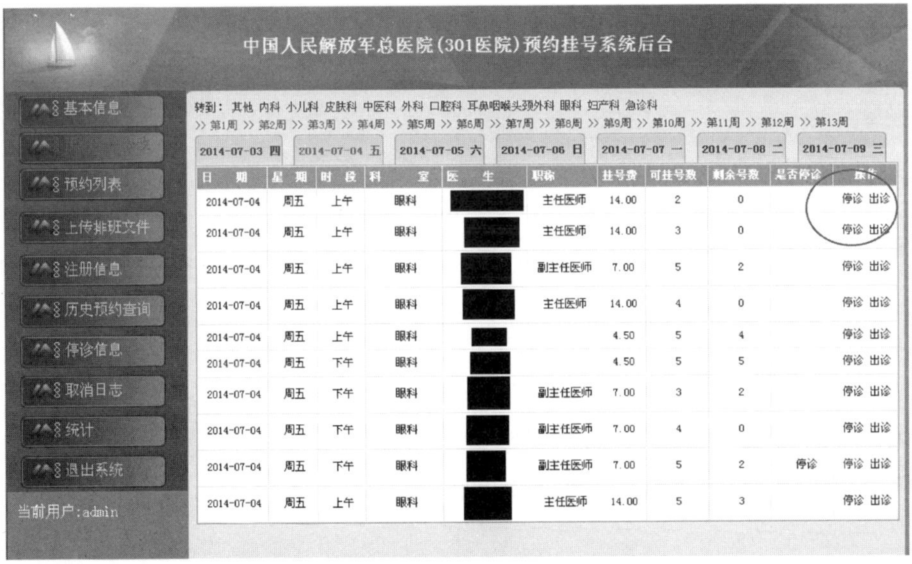

中国人民解放军总医院（301医院）预约挂号系统后台

基本信息 预约列表 上传排班文件 注册信息 历史预约查询 停诊信息 取消日志 统计 退出系统

当前用户：admin

转到：其他 内科 小儿科 皮肤科 中医科 外科 口腔科 耳鼻咽喉头颈外科 眼科 妇产科 急诊科

>> 第1周 >> 第2周 >> 第3周 >> 第4周 >> 第5周 >> 第6周 >> 第7周 >> 第8周 >> 第9周 >> 第10周 >> 第11周 >> 第12周 >> 第13周

2014-07-03 四　2014-07-04 五　2014-07-05 六　2014-07-06 日　2014-07-07 一　2014-07-08 二　2014-07-09 三

日期	星期	时段	科室	医生	职称	挂号费	可挂号数	剩余号数	是否停诊	操作
2014-07-04	周五	上午	眼科		主任医师	14.00	2	0		停诊 出诊
2014-07-04	周五	上午	眼科		主任医师	14.00	3	0		停诊 出诊
2014-07-04	周五	上午	眼科		副主任医师	7.00	5	2		停诊 出诊
2014-07-04	周五	上午	眼科		主任医师	14.00	4	0		停诊 出诊
2014-07-04	周五	上午	眼科			4.50	5	4		停诊 出诊
2014-07-04	周五	下午	眼科			4.50	5	5		停诊 出诊
2014-07-04	周五	下午	眼科		副主任医师	7.00	3	2		停诊 出诊
2014-07-04	周五	下午	眼科		副主任医师	7.00	4	0		停诊 出诊
2014-07-04	周五	下午	眼科		副主任医师	7.00	5	2	停诊	停诊 出诊
2014-07-04	周五	上午	眼科		主任医师	14.00	5	3		停诊 出诊

图5-6　114预约平台专家请假调整界面

（七）电话咨询管理

电话接听是预约挂号工作中不可缺少的重要环节，是“声音”的窗口，受众者是院内外乃至全国的咨询人群；对内要保证专家请假的准确及时，对外则承担着挂号业务指导、病情咨询及出诊安排告知等多项职责。电话接听具有接听随时性、咨询人员广泛性、咨询内容多样性。

岗位职责包括：熟悉挂号室各个岗位、环节的内容和规定，耐心解答患者的问题。负责电话接听、专家出诊时间查询、预约挂号、一卡通挂号咨询等，做好解释和登记工作。

（八）爽约管理

1. 概念及意义　爽约是指预约患者因自身或其他原因未在约定时限内到医院就诊，且不办理取消预约手续，造成医疗资源浪费的行为。每日各临床科室号源数量有限，预约患者爽约行为导致挂号科室无法回收号源，致使当天未预约而来院的患者无法顺利挂号就诊，影响门诊秩序。同时，高爽约率也会使专家对预约就诊措施缺乏信任感，从而减少或取消预约，给患者就诊带来不便。因此，医院需对爽约行为进行专门管理。

2. 爽约管理办法　鉴于爽约行为造成的不良后果，挂号科室派专人负责处理爽约行为。具体方法为建立爽约名单，并定时更新名单内容。医院挂号系统将对每日挂号人员情况进行统计，对 1 个月内频繁挂取不同科室专家号并无故退号的患者，将被列入黑名单，若 1 个月内累计退号超过一定次数，将被系统自动列入爽约名单，此后 3 个月将无法享受预约挂号服务。

（九）预约挂号信息分析

1. 挂号工作量统计　随着信息化水平的不断提高，预约挂号方式也越来越多。为及时掌握各种预约挂号方式的应用程度，了解医院各科室的挂号情况，需要对挂号量统计数据进行分析。挂号收费科每日都会从预约挂号方式、门诊科室以及患者费别等角度进行挂号数量统计，并按月、年汇总。该数据可作为医院分析门诊就诊人员构成、就诊人群分布等内容的基础，从而为医院调整诊室、专家及硬件资源的配置，最大限度地满足患者需求提供依据，挂号工作量统计如图 5-7 ~ 图 5-10 所示。

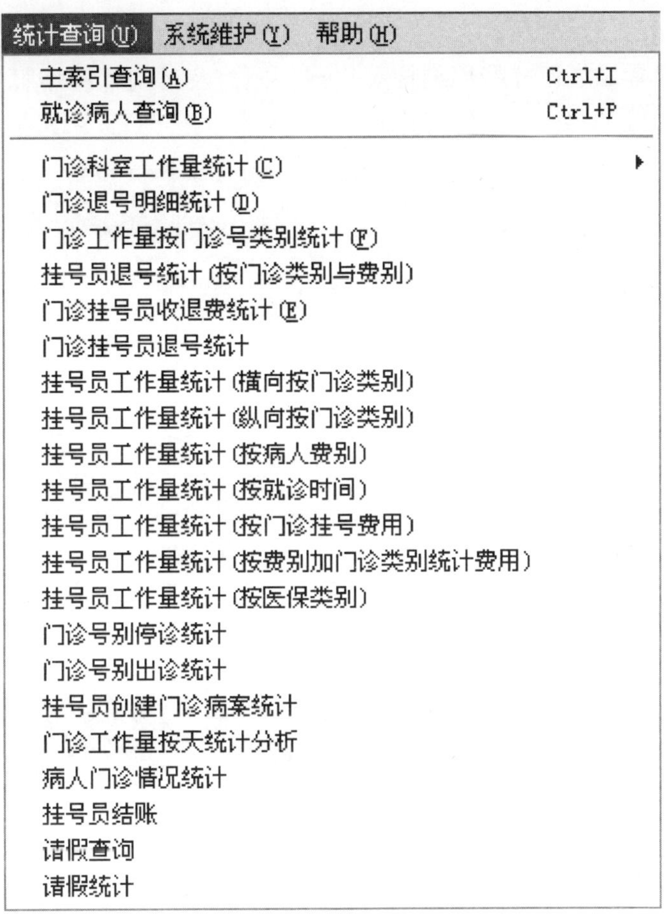

图 5-7　挂号工作量统计

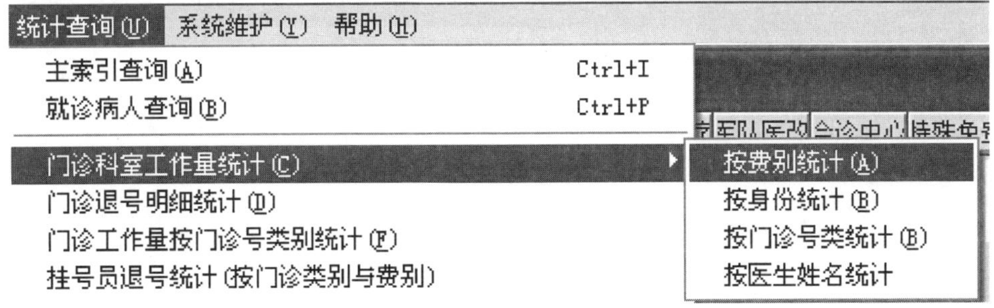

图 5-8　门诊科室工作量统计

2. 对挂号信息的分析　挂号信息是医院需求和供给的晴雨表，通过对挂号信息的统计分析，可以对来医院就诊人群就医的学科、病种、费别、个人基本信息进行分析，在这一信息的分析基础上，可对来院患者的现实需求、潜在需求、医疗费用结构等作出判断，及时调整医疗服务资源，有目标、有前瞻的提供更好的医疗服务。

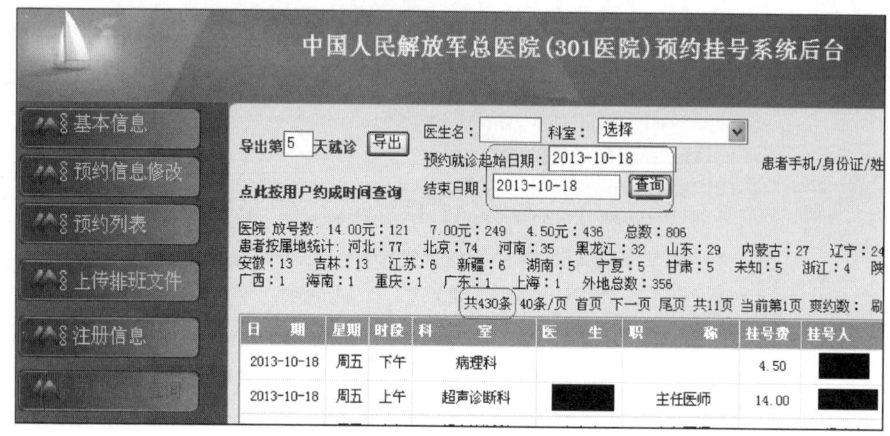

图 5-9　114 外网预约挂号量统计

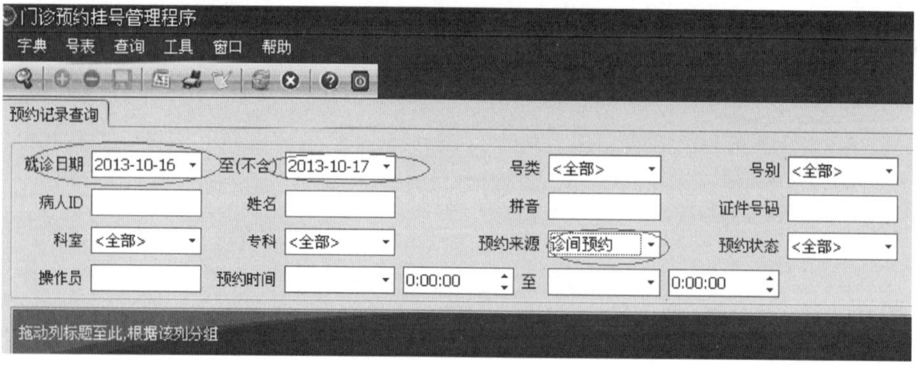

图 5-10　诊间预约挂号量统计

二、其他预约诊疗项目管理

解放军总医院 4 年标准化工作对所有涉及患者就医的环节均制订了标准化路径，对各诊疗行为的时间、地点、人员、数量均明确了标准，已初步建立了检查、检验、治疗、手术、住院预约诊疗标准化流程，为全预约管理奠定了良好的基础。

（一）预约检查管理

当医师为患者开具多项检查、检验、治疗项目时，系统自动生成各项目可选择时间。医师可根据患者的具体情况为其预约检查时间。患者也可根据自己的情况选择检查检验时间，合理安排检查检验先后顺序，节省就医时间，提高诊疗效率。

检查检验打包预约的实现是以医院综合预约运营平台为前提，即各检查、检验、治疗科室为综合信息平台提供诊疗时间段、诊疗数量，并通过预约运营平台共享预约信息。医师从医师工作站为患者预约诊疗时间，并把预约信息实时反馈到平台和各诊疗科室，使信息实现共享。检查检验打包预约的实现可减少患者的等候时间，大大提高诊疗效率。

（二）住院预约诊疗管理

随着信息系统的不断完善，以及患者就医需求的增加，预约诊疗服务外延将扩展到住院系统，即实现住院预约诊疗。在住院预约系统下，科学计算床位使用率和床位周转率情况，并考虑待住院患者病种和紧急程度等因素，为患者提供住院预约服务，有效提高患者住院可知、可控、公平和可及性。

患者提交住院申请单后，住院分配系统将对患者和入住科室及床位进行匹配，科学计算住院时间，可将住院时间精确到日或小时。

（三）手术预约管理

住院手术预约是指医师严格按照每一病种的临床路径，从入院到出院的每一环节都设计了一整套科学的治疗方案。增加了手术时间的可知性，提高医院床位周转率和患者住院日效率，同时也节省了患者住院医疗费用。

手术预约系统根据临床路径整合所有住院手术患者的信息，科学配置手术医师和工作人员，患者住院后系统可自动为患者安排住院手术时间。

（四）出院患者复诊、随访预约管理

1. 出院患者复诊管理　对出院患者复诊实施连续管理，重点对恶性肿瘤、高血压、糖尿病等出院后患者进行跟踪管理，提高管理的技术含量。对于复诊的出院患者逐步开放住院部医师预约服务。

2. 出院患者随访管理　加强出院患者健康教育和重要患者随访预约管理，提高患者健康知识水平和对出院后医疗、护理及康复措施的知晓度。

（五）转诊、转科预约管理

加强转诊、转科患者的交接，及时传递患者相关信息，为患者提供连续医疗服务。对于转科患者要做到内部精细化管理。

第三节　预约诊疗发展前景展望

一、全面实施全预约诊疗

预约诊疗主要包括：预约挂号，检查、检验、治疗打包预约，住院预约、出院患者复诊预约、出院患者随访预约等。未来预约诊疗将集多种预约方式于一身，形成全流程、多角度、广覆盖的全预约诊疗格局，每一就医环节均可通过预约得以实现诊疗，使就医实现从无序、不可预知性到有序、便捷、可控、可知的成功转化。

二、国家统一的健康信息平台助推区域协同预约诊疗

随着国家新医改政策的出台和全民医保的普及，以及百姓就医及医院管理需求，在全国范围内建设国家统一的健康信息平台已成趋势，建立统一共享的数字化预约平台、统一的数据中心、统一的健康档案，实现医疗资源和患者医疗信息共享势在必行。

国家统一的健康信息平台将集居民接种、免疫、门诊、住院、查体、保健、健康教育等医疗服务项目于一体，为居民打造全方位、全生命周期的一站式服务。在这种背景下，患者持统一的居民健康账号即可实现区域内，或全国范围内多家医院预约挂号，检查、检验打包，预约住院、随访等服务。打破多家医院预约孤岛格局，实现预约全国联网，为区域内协同预约诊疗、分级检诊打下良好基础。

第六章

门诊医疗费用结算运作

第一节　门诊医疗费用结算业务概述

门诊医疗费用结算是医院门诊患者获得医疗服务的有效价值体现，同时也是患者在门诊就诊过程中一项耗时较长、接受医疗服务的过程。“301一卡通”信息系统建设项目本着方便患者就医、优化就诊流程的目标，将医院门诊医疗费用结算由原有的患者持计价缴费单到窗口结算扩展到费用发生地结算、医生工作站结算、自助机结算、扫二维码结算等，不仅使患者就医方便快捷，医院各项相关工作效率和质量都得到有效提升。

一、门诊医疗费用结算概念

门诊医疗费用结算是医院收费处工作人员严格执行国家物价政策、北京市统一收费标准以及军队财经法规，遵照物价部门制订的医疗结算项目和结算标准，由收费部门对门诊医师所开的处方或检查、检验等医疗项目进行逐一核实、汇总门诊就医中所消耗的费用并结算的过程。医院收费部门依据患者的类型进行费用结算，收取部分或全部自费费用金额，并打印费用发票和清单。

二、门诊医疗费用结算重要性

门诊医疗费用结算工作是医院运营活动的重要环节之一，关系到医院经营活动的连贯性和完整性，是医院医疗收入的重要源头之一。随着市场经济运行机制的进一步完善，以及卫生体制改革的不断推进，作为医疗服务工作之一的门诊医疗收费工作逐渐显示它的重要性。另一方面，门诊医疗费用结算是患者感受最多、引起医患纠纷较集中的就医环节，如何通过信息化手段创新门诊缴费流程，方便患者就医，让每一位患者明明白白消费，是医院管理者亟待解决的重要课题。

三、门诊医疗费用结算业务类型

（一）门诊医疗费用结算业务类型

门诊医疗费用结算业务类型见表 6-1。

表 6-1 门诊医疗费用结算业务类型

基本业务	门急诊收费业务
	特殊病种结算业务
	急诊抢救结算业务
	一日病房结算业务
	退费业务
拓展业务	费用发生地结算业务
	医生工作站结算业务
	自助机结算业务
	扫二维码结算业务
	开具证明业务
	自助查询医疗费用业务
	……

（二）门诊医疗费用结算方式

“301 一卡通”信息系统研发设计了集智能化、自助化、便捷性于一身的门诊费用结算模块，在传统窗口缴费的基础上增加了在费用发生地刷卡无密缴费、自助机缴费、医生工作站缴费及扫二维码缴费（图 6-1），拓展了门诊缴费方式，把缴费站点延伸到各个检查地点，减少了患者的无效移动，大大提高了患者就医的便捷性。

四、门诊医疗费用结算患者类型

门诊医疗费用结算患者类型包括：全费、北京医保、地方公费医疗、

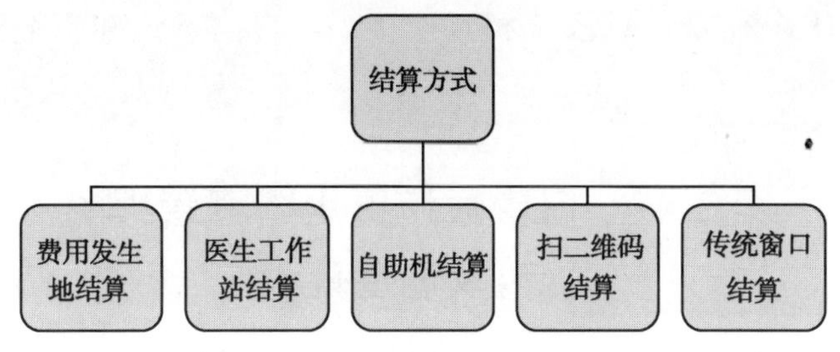

图 6-1 门诊医疗费用结算方式

新农合、军队医改。①全费：患者全额缴纳门诊费用；②北京医保：患者根据医保政策对费用进行分解，与医保中心联网进行实时结算，自动收取自费部分；③地方公费医疗、新农合：患者先行缴纳全费费用，待回报销单位按照不同比例进行医保结算；包括现役军人、优惠家属、免费家属等。

五、门诊医疗费用结算管理组织架构

解放军总医院门诊医疗费用结算归挂号收费科管理，隶属医务部医院管理研究所。挂号收费科下设挂号收费组负责门诊收费工作。门诊收费结算组织管理架构如图 6-2。

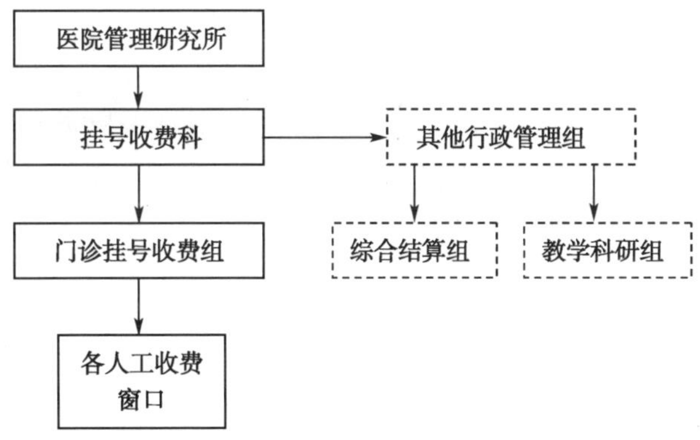

图 6-2 门诊医疗费用结算管理组织架构图

六、门诊医疗费用结算信息系统特征

解放军总医院自助缴费系统、费用发生地计价等自助服务项目的运行是以医院 HIS 系统为基础，通过“一卡通应用服务器”使医院、银行和自助医疗服务 3 个独立信息系统相互连接，实现信息流和资金流的传递和交互。

第二节 门诊医疗费用结算管理的优势及制度建设

一、门诊费用结算管理的优势

（一）推行费用发生地结算，简化流程，方便患者缴费

“301 一卡通”信息系统项目利用现代化信息技术将患者的医疗信息和费用信息嵌入患者就医卡相关管理系统，通过整合诊疗路径，将诊疗活动和费用结算有效结合，实行费用发生地结算，减少患者往返于诊室与收费处反复排队、长时间等候的环节，合理简化就诊流程，减少患者退费行为的发生。经过测算，进行费用发生地计价，患者至少可以减少排队 1～2 次，多则减少 6～7 次，平均节约患者时间 40～60 分钟。在整个就医过程中让患者处于主动地位，真正体现以患者为中心。

（二）完善信息系统，优化职能，减少收费差错

随着就医一卡通费用发生地结算功能模块正式上线，修改完善各工作站信息系统，加强收费模板信息维护，充分利用网络资源保证患者诊疗和费用信息数据传输顺畅，对接准确，有效减少手工单据录入环节，实现无纸化、信息化管理。费用发生地结算可实现窗口人力资源的整合，加强综合服务能力、降低人力成本、提高工作效率。同时，患者所有检查、化验及治疗项目数据通过网络接口传递，实时性强，各执行科室直接确认收费，最大限度减少各种原因引起的漏费、错费和多计等人为因素造成的收费差错。

（三）控制现金流量，易于监管，保障资金安全

“301 一卡通”信息系统有效减少了现金交易，避免收费员在现金结算中因假钞、钱款找零等人为因素造成的资金安全隐患。同时，每笔费用结算可及时得到合作银行的入账反馈信息，确保医疗收入及时回笼和资金安全。

（四）完备自助机具，改善环境，缓解收费压力

“301 一卡通”信息系统引入自助缴费机、自助发票打印机等费用结算自助设备，界面提示文字明确、操作简单、使用方便快捷，可有效分流窗口收费压力，加快患者就诊流动性，缓解就诊排队滞留现象。自助机具的使用将极大改善患者就医秩序，节约患者时间，增加患者满意度，大幅提升医院服务形象。

二、门诊医疗费用结算管理制度建设

为加强医疗收费管理，规范收费行为，提高服务质量，保证医院医疗费用结算管理工作顺利进行，依据国家和军队有关制度，结合工作实际，制订了《解放军总医院医疗收费管理规定》，内容主要包括：

1. 门诊收款员核对系统与医师所开单据的费别是否一致，并按照患者缴费比例准确收费。

2. 门诊收款员严格遵守会计准则及各项财务工作条例，坚持医疗收费日清日结制度，保证收费票据和收费款项及时结账、上缴，做到账实相符，发现长短款或其他问题应及时报告。

3. 收款员应严格执行票据使用规范，不得肆意作废或丢失空白发票，使用票据时不得涂改、挖补、撕毁、虚开。

《医疗收费管理规定》还分别从票据、账户管理细则、价格管理细则、医保费用结算管理、医疗退费细则、周转金管理、票据印章管理规定等方面进行了规范。

关于票据、印章、周转金管理部分详见本书相关章节，退费管理规定详见本章第三节退费管理部分。

制度的建立不是以惩罚为目的，而是为了加强管理，提高门诊收费质量和效率，为医院经济运营提供有力保障。

第三节　门诊医疗费用结算管理流程

一、门诊窗口结算业务

（一）门诊窗口常规业务结算管理

门诊收费员的职责是承担结算业务，即逐笔逐项核对缴费单据与门诊

收费程序中的缴费项目是否一致，确认支付方式、计价收费、出具票据的过程（图6-3～图6-5）。

1. 审核患者证件 医保卡、军人保障卡、收费单据等。

2. 扫描门诊号/读取军人保障卡 告知患者收费价格及自费项目，挂号收费员根据患者ID号调出相应的电子缴费信息，如图6-6所示（彩图见书末）。

3. 审核信息 为确保收费准确无误，既不多收也不少收患者费用，收费员须认真核实患者信息，逐笔核对结算项目，保证费用结算准确无误。在确认结算前，需对如下信息进行审核：①患者费别；②确认是否有需要预约、划价的项目；③收费项目（是否需要增加项目）；④缴费单金额与信息系统中信息是否一致；⑤缴费单药品或检查数量是否与信息系统中信息一致；⑥缴费单上的执行科室是否与信息系统中信息一致。

4. 费用合计、费用结算 费用结算信息审核无误后，按ESC/F1键合计费用，最后进行费用结算，即在现金、刷卡或支票栏内输入合计费用（图6-7）。费用确认后，收取相应费用金额，打印收据及患者费用清单。已结算的缴费项目信息同时传送到医师工作站、门诊药房、检查、检验等相应科室。

5. 交予患者盖有医疗收费章的收费单据及患者有效证件：把所有盖有医疗收费章的缴费单交予患者，退还患者所有证件、银行卡及找零现金等。

6. 结账 收款员严格按照个人结账系统的账目金额核对资金，整理缴费凭单，按收费种类进行结算，打印结账单，清点现金款项及银行票据，按照规定使用银行交接专用包对票款及周转金进行封装。做到日清日结，账实相符。

7. 交账 收款员于结算当日将所收医疗款汇总并如数上缴现金、刷卡凭条及发票存根联，将现金交接专用包按项目投入到专用的分通道邮筒式保险柜中。由内控监管人员对该收款员上缴的现金、发票、退费手续及收费结账单进行核查，并汇总收入上报审核会计。

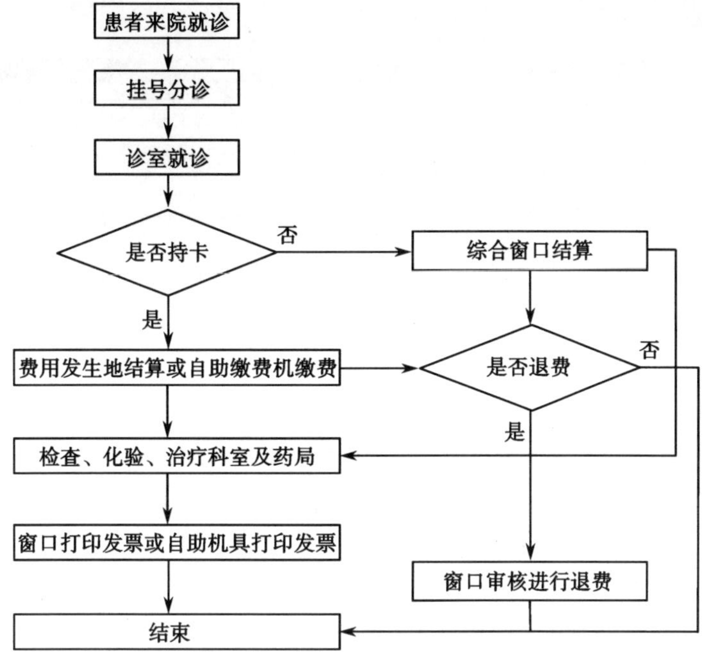

图 6-3　门诊费用结算流程示意图

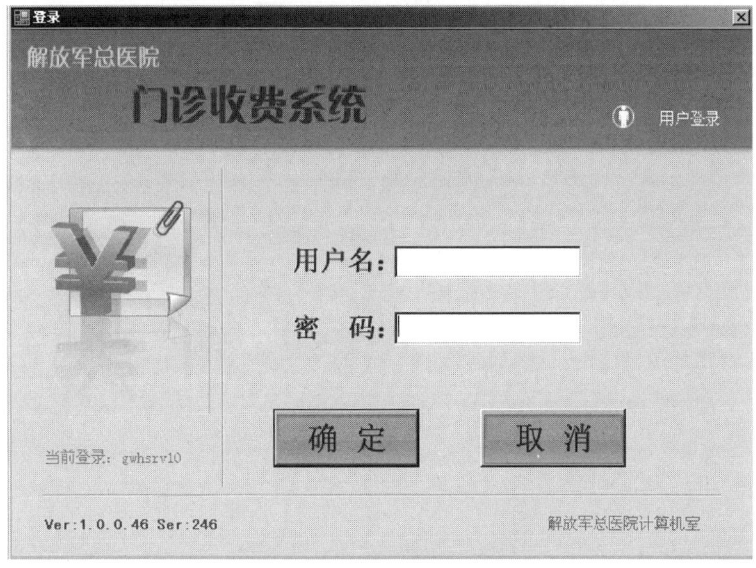

图 6-4　进入收费程序界面

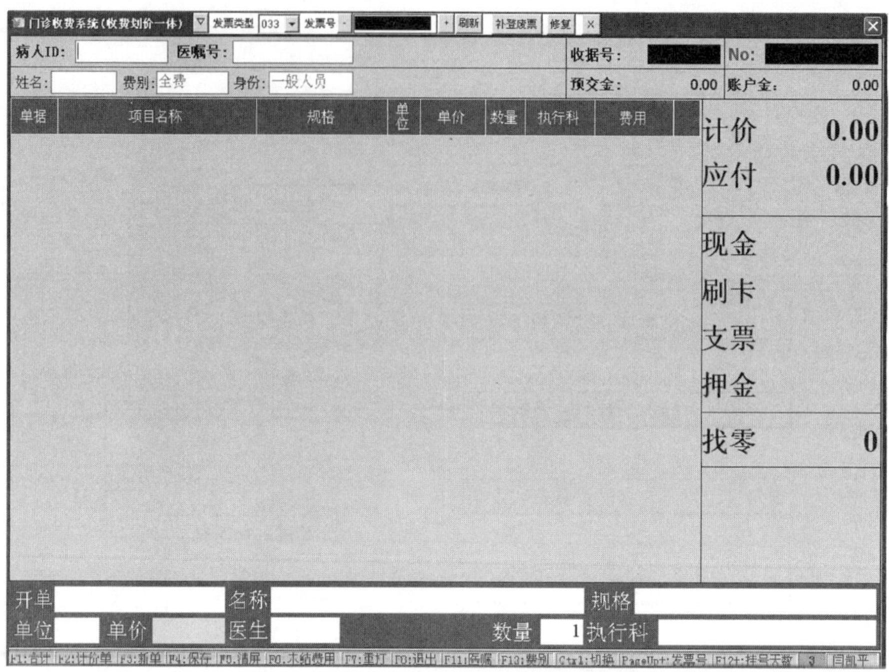

图 6-5 收费程序主界面

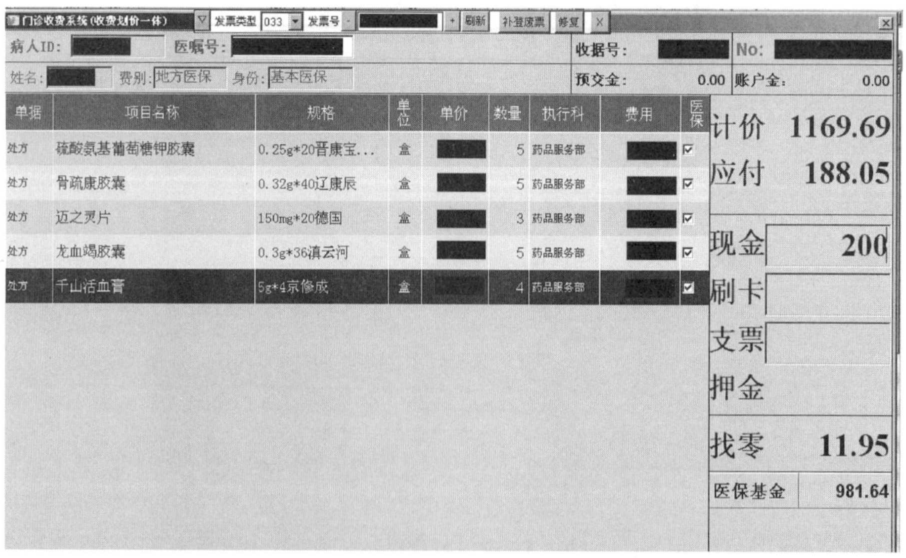

图 6-7 门诊患者费用结算信息界面

（二）门诊窗口急诊业务结算管理

多年以来，我国许多医院的急诊一直沿用传统的诊疗模式，医师手工开处方，留观和输液患者的登记与管理也同样都是手工操作，制约了看诊效率的提高。

急诊的最大特点是：①突发急症；②需要得到即时处理；③用药种类多。解放军总医院以门诊管理系统为基础，针对急诊的特点对急诊管理系统进行改进：

1. 急诊系统的组成　解放军总医院急诊系统分为急诊挂号、急诊结算、急诊管理、急诊医师工作站和急诊留观监护工作站，急诊收费系统设计的基本思路是简化工作流程。

2. 急诊系统的就诊流程　急诊就诊患者一般分为普通急诊患者、输液患者、留观和抢救患者、急诊手术患者4种，每种患者的就诊流程也不相同，具体流程见表6-2。

表6-2　急诊系统的就诊流程图

普通急诊患者	输液患者	留观和抢救患者	急诊手术患者
分诊→登记基本信息→建立就诊卡→挂号就诊→医师系统给患者下诊断→开立处方→开化验检查申请单→结算→取药和检查	挂号、就诊过程与普通急诊患者相同，但需到输液室扫描就诊卡、调取患者信息并登记，核对输液药品、记录操作员以及输液开始、结束时间	挂号→看诊→开具检查单→缴费→取药。如患者需要去留观室或监护室，医师在工作站进行留观监护申请。留观期间医师为患者开立长期医嘱和短期医嘱	挂号→开立手术医嘱→护士对手术确认并登记助手情况，手术的确认信息直接来源于医师的手术医嘱

3. 急诊结算业务特点

（1）挂号与结算窗口一体化，减少患者挂号缴费排队时间：解放军总医院根据挂号结算在不同时间出现人流高峰的特点，将挂号与结算窗口进行整合，按照“挂号优先，收挂结合”的原则，在挂号高峰期后兼顾结算业务，缓解急诊结算窗口压力，减少患者缴费排队等候时间。

（2）挂号结算处与护士工作站结合，方便患者就诊：解放军总医院将挂号结算窗口与急诊护士工作站设置在同一地点，使急诊患者能够在来院后以最快、最便捷的方式进行分诊挂号，如有首次就诊又未带证件的病情危急的患者，挂号收费员还可及时与急诊科医护人员沟通，减少了患者排队时间，有效避免了因分诊错误或排队绕路而延误治疗。

（3）适用多种支付结算方式，保证资金安全：解放军总医院在急诊挂号结算处除了提供现金支付外，还有 POS 机刷卡、预存押金、支票等多种支付方式，减少了急诊结算账务中的现金流，有效避免了挂号收费员结账时的差错风险，保证资金安全。

（4）急诊绿色通道：解放军总医院为脑血管意外、急性冠状动脉综合征、妇产科失血性休克和严重创伤患者实施绿色通道救治。急诊绿色通道是指当遇到医疗费用不足时，医院秉承接诊、会诊、检查、检验、治疗、手术、住院优先的原则，对患者进行先救治后缴费，并报相关管理部门备案。

（三）门诊特殊病种业务结算管理

门诊特殊病种主要是指病程较长，适合于非住院连续治疗或在院外长期服药，而且医疗费用较高（一般来说一个医疗保险年度内所发生的符合基本医疗保险用药目录及诊疗项目范围与支付标准的医疗费和大于 2000 元），经社会保险经办机构批准可以纳入社会统筹基金支付的病种。

除此之外，鉴于不少统筹地区制订了基本医疗保险住院病种目录，大多数统筹地区更是明确界定了基本医疗保险门诊特殊病种的范围，按照国家基本医疗保险制度及医院有关规章制度，负责门诊特殊病种（癌症放化疗、肾透析、肾移植抗排异、肝移植抗排异、血友病、再生障碍性贫血）参保人员就医的结算管理工作。

可以说，按照前述三种方式对个人账户与统筹基金支付范围进行的划分，实际上正趋于三种方式的综合体现。

门诊特殊病种结算管理规定如下：

1. 熟悉掌握国家各项基本医疗政策。
2. 结算员需按照医生开具规范的统一医疗项目名称进行收费。
3. 读取社会保障卡，调阅患者信息。
4. 对患者需要缴纳的诊疗项目进行二次把关，对导致拒付的诊疗项目及时告知医疗保险办公室并停止此次医疗保险结算。

5. 核对收费信息后，并对医保统筹支付费用进行分割（即医疗保险可报销费用和患者需要自付缴纳费用），结算员只需收取患者自付费用。

6. 结算员准确、清晰的告知患者全部收费金额和患者自付部分费用。

7. 结算员按照患者的支付方式收取自付部分费用，做到唱收唱付。

8. 将收费票据及社会保障卡等交予患者，再次与患者进行收费确认。

（四）急诊留观业务结算管理

急诊留观结算是指为了方便在解放军总医院急诊病房住院的患者就近办理结算手续，门诊结算专门设有出院结算窗口，结算方式同出院结算。科室同意患者办理结算时，挂号收费员需审核结算单据是否齐全，同时对术中产生的医嘱进行划价，按照不同费别提供快捷、准确、优质的结算服务，并为患者提供齐全的结算单据。

具体工作流程如下：

1. 收费员接到由临床科室医师开具的出院介绍信后，收回患者住院押金单。

2. 依据住院号调取患者住院期间医嘱，对手工医嘱中未上价的项目进行补记、不计价医嘱中查看当天的化验检查是否上价、自动计价医嘱中倒停医嘱进行调整、医嘱中对应项目的数量规格进行审核。

3. 审核首次住院的患者是否建住院病历。

4. 审核住院费用的计价金额与应收金额是否一致。

5. 审核患者及代办人证件，并在预交金凭据上签字及填写有效证件号，注明收取款项及金额。

6. 确保结算票据、各类单据、结算明细盖章准确。

7. 退付患者钱款要唱收唱付，请患者当面点清无误。

8. 结算押金余额退款按照交现金退现金，交支票退支票，刷卡退卡的原则办理。遇到住院押金中既有现金又有支票的结算余额退费，本着医疗费用优先支票结算，押金余额优先退付所交现金原则进行退付。

（五）一日病房业务结算管理

一日病房结算是指患者在门诊进行手术，手术当日出院，按个人住院相关程序支付医疗费用，结算方式同出院结算流程。

二、门诊自助结算业务

门诊自助结算业务主要包括：自助缴费结算、费用发生地结算、医生工作站结算、扫二维码结算、预付费缴费、自助打印发票等业务。与人工窗口不同，除费用发生地缴费需人工协助办理结算外，各项业务都实现了自助服务，并配有完备的监管系统，确保结算业务正常运转，为患者提供优质、高效、便捷的就医体验。

（一）自助缴费结算

自助缴费是指医师为患者开具电子处方、检查、治疗等项目后，患者凭签约后的银行卡或预付费就医卡在自助设备上直接刷卡完成缴费结算的过程。

目前，解放军总医院自助缴费机支持全费、北京医保患者药费和检查、治疗费等全部医疗费用结算业务。自助缴费操作流程见图 6-8。

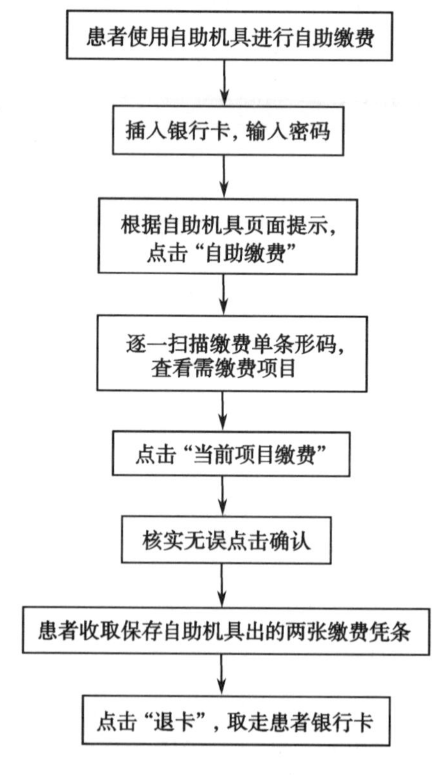

图 6-8　自助缴费操作流程图

自助缴费机具管理包括自助机具日常维护、后台对账管理、自助机具软硬件监控管理。每台自助缴费机可视为一名结算员，但结账方式、监管方式与人工结算管理模式有很大差别。

1. 自助机具日常维护　自助缴费机全天24小时运行，挂号收费科派专人负责对自助缴费机正常运转进行检查，如有无缺纸、卡纸、电源松动、网络故障等问题。如有问题，需及时与计算机室或自助机具商相关负责人员联系解决。

2. 自助缴费机账务管理

（1）“就医一卡通回款对账与账务核销”程序：针对自助缴费对账业务，解放军总医院研发了“就医一卡通回款对账与账务核销”程序，医院财务人员可根据日期、银行、收费项目等具体要素进行医疗收入汇总，并可通过此模块功能（图6-9，彩图见书末）实时关注每日对账状态，对上传缴费交易进行核实，并对报错数据进行追查，确保医疗收入款项及时准确入账。目前，就医一卡通回款对账与账务核销模块已基本实现智能化，无须人工干预即可完成自动对账与结账。

（2）自助缴费付费模式：“301一卡通”信息系统是在银行卡上拓展就医功能的智能卡，采用银行与医院点对点的专线系统对接，实现各类交款业务T日交易，T+1日核对无误、准确到账。退款业务采用批退管理，可实现T+2日准确到达患者银行卡中，并由挂号收费科财务工作人员通过后台对账监管系统对医疗费用进行汇总和监管。

3. 自助缴费机终端监控管理　为加强自助机具的管理，解放军总医院计算机室和自助机具商联合开发了自助机终端监控系统，可通过信息化手段实时监控机具的运行情况、机具位置，并可远程对机器进行开关机等设置。如图6-10所示（彩图见书末），绿灯代表机器正常运行，红色代表报警状态，需要对机器进行故障查询，黑色代表关机或无法运行。

（二）费用发生地结算

1. 费用发生地结算的概念　所谓费用发生地结算，是指患者就诊过程中在相关检查、检验、治疗科室（如CT室、B超室、耳鼻喉治疗室）以及药局等地发生检查、取药等医疗行为时，所产生的费用由执行科室确认并直接从患者持有的银行卡（或预付费卡及居民健康卡）中扣除相应费用。

2. 费用发生地结算管理　模板的维护由挂号收费科工作人员与检查、

检验等科室工作人员根据患者缴费需求共同协商建立，并由挂号收费科负责对软硬件进行日常维护。账务管理同自助缴费机账务管理。同时由于结算分布在医院的众多地点，需由所在地检查检验执行人员协助患者办理刷卡结算。

3. 费用发生地结算流程见图6-11，实现路径见表6-3。

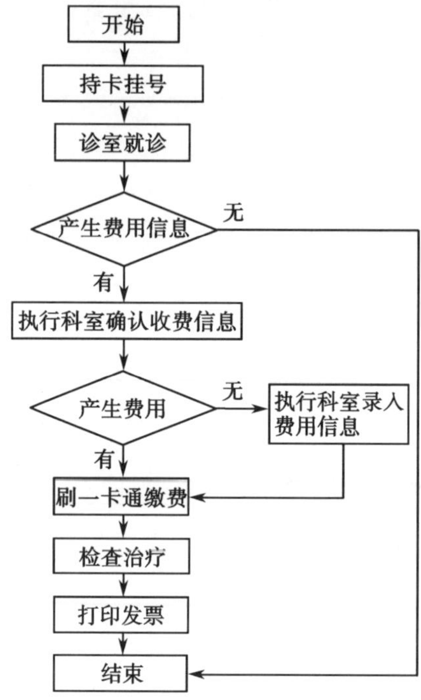

图6-11 费用发生地结算流程示意图

表6-3 费用发生地结算实现路径

业务名称	门诊费用发生地结算				
流程描述	医师工作站录入诊疗项目，通过网络传输；执行科室应用执行地计价程序直接刷卡缴费				
步骤	**名称与动作**	**输入信息**	**输出信息**	**完成标准**	**执行单位**
第1步	诊疗项目信息录入	诊疗项目模板	待诊疗项目	信息数据保存正确	医师工作站
第2步	提取诊疗信息，确认诊疗费用	患者信息	待确认诊疗费用	核对诊疗信息准确，收费正确	各执行科室

续表

步骤	名称与动作	输入信息	输出信息	完成标准	执行单位
第3步	检查治疗	患者信息	已付费诊疗项目	检查结果及报告	各执行科室
第4步	打印发票	患者信息	已扣款信息	发票打印清晰准确	收费窗口或自助打印机

（1）具体执行科室的模板创建：根据具体执行科室诊疗项目需要，方便计价人员使用、查找快捷。计算机室下放模板维护权限到各执行科室。具体模板创建操作如下：

1）在计价程序中选择“模板维护”选项（图6-12）。

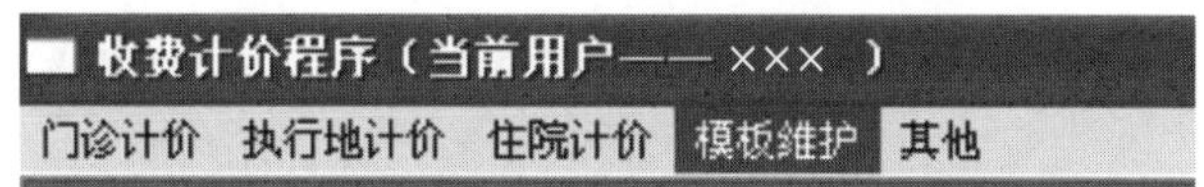

图6-12　模板维护菜单选项操作示意图

2）增加模板：在计价模板窗口直接录入模板名称和输入码（即项目名称拼音词头）。单击所输入的模板名称，名称反蓝显示并出现“项目所属模板”窗口，在该窗口右侧点击“新增”按钮，再出现的输入框中，按F9键进行调取项目和执行科室（图6-13）。

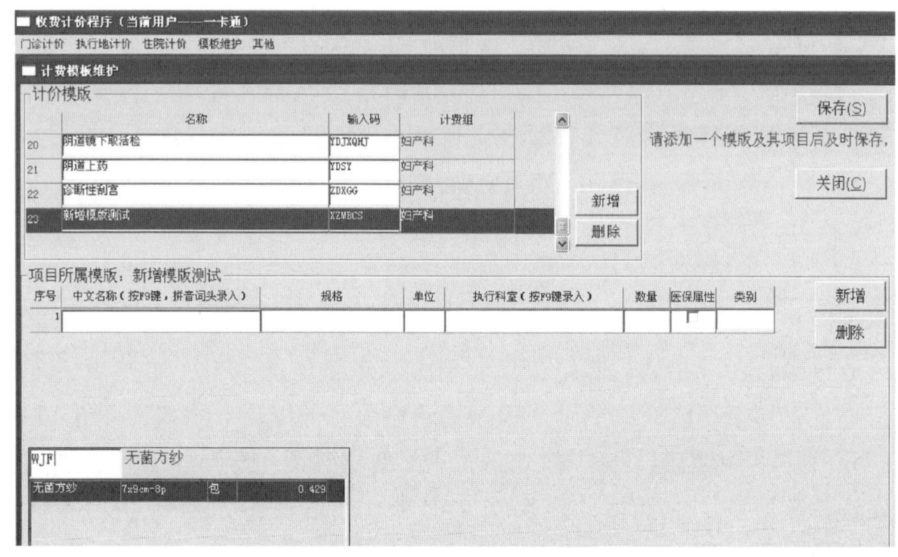

图6-13　增加模板操作示意图

若该模板下还有其他内容，则继续点击“新增”按钮，进行项目调取，做完一个模板后点击“保存”按钮。创建下一个模板，点击“计价模板”右侧“新增”按钮，重复上述操作即可。还可根据操作需要对模板进行修改。

（2）执行地工作人员费用发生地结算操作：患者挂号后持卡到所挂诊疗科室就诊，诊治医师通过医师工作站系统开具电子处方并保存数据信息，通过网络传递，患者诊疗项目信息由诊疗医师信息工作站传出至各执行科室。执行科室确认收费信息，并核实信息正误以及相关费用扣款标准是否正确，同时对核实无误的患者应付款项进行刷卡计价。通过应用“执行地收费计价程序”更好地实现信息对接和确认。

具体计价操作如下：

1）在执行地收费计价程序中单击“执行地计价”模块，在下拉菜单中选择“门诊处方、检查、检验计价”选项（图6-14）。

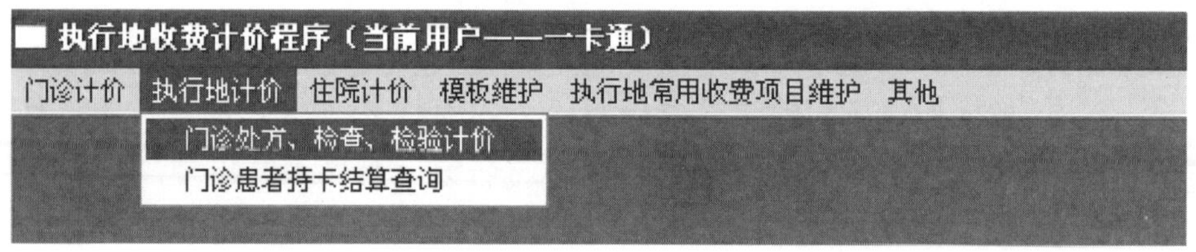

图6-14 进入执行地计价模块示意图

2）进入“门诊处方、检查、检验计价”操作界面，在此窗口可选择输入患者ID号、处方单号或检查检验申请号，点击“提取”按钮，便可在未结算项目明细显示区域查看该患者所有未结诊疗项目（图6-15）。

3）在“未结算项目明细”区域内勾选该执行科室需要结算的项目（图6-16）。

4）确认需结算项目信息无误后，选择持卡种类刷卡结算，将光标置于文本框内，刷卡自动显示卡号，也可手动录入。使用就医卡患者刷取银行卡，通过银行专线扣款；使用医疗储值卡患者刷取储值卡，通过预交金扣款；如患者属于军队医改费别，程序提示刷取军人保障卡结算（图6-17）。

5）以银行卡为例，刷卡后点击持卡结算（图6-18），自动弹出“向银行发送扣款信息”对话框。根据文字提示，点击“将扣款信息发送给银行”按钮（图6-19），银行会对发送的扣款信息进行校验，提示扣款成功或者扣款失败，以保证资金安全（图6-20、图6-21）。

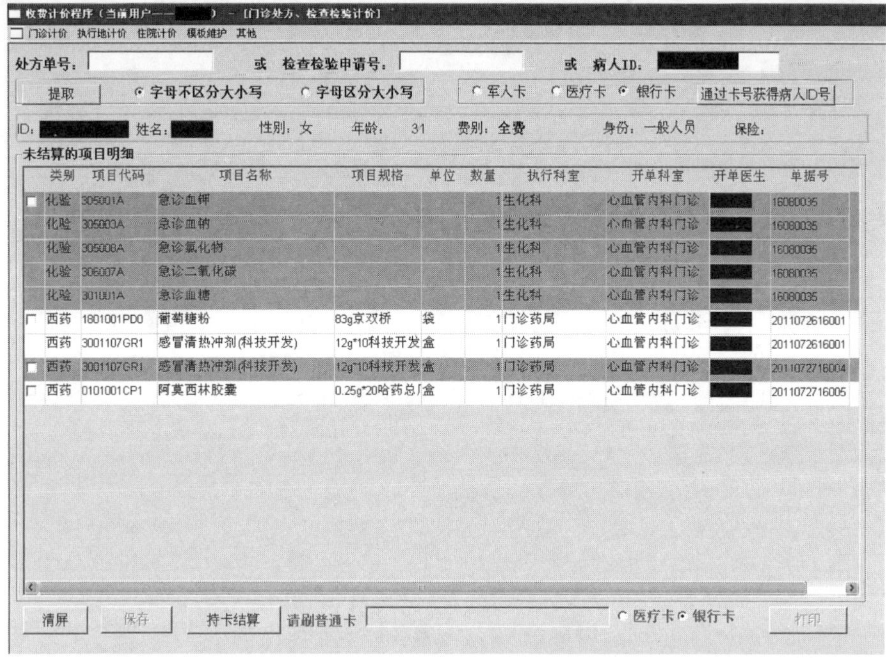

图6-15　提取患者未结算诊疗项目操作示意图

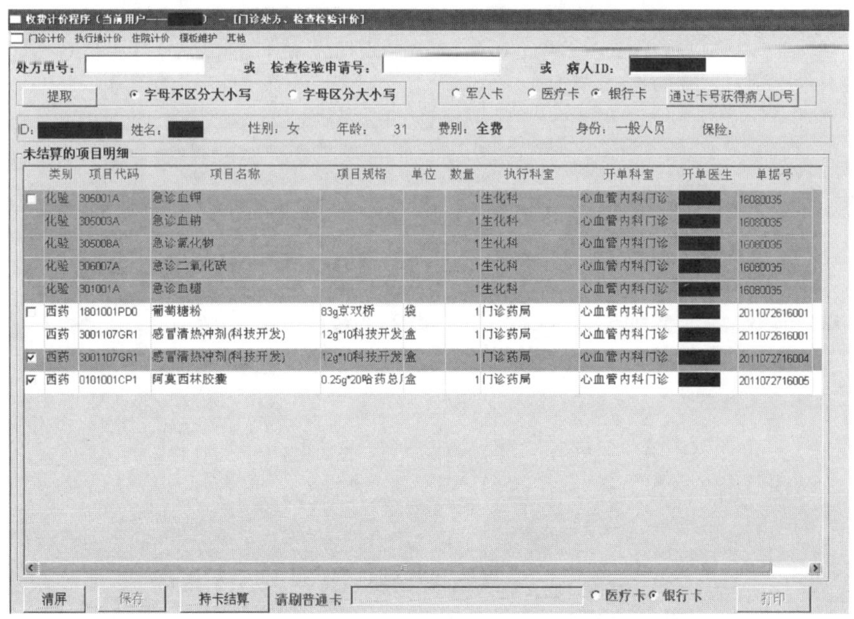

图6-16　勾选需要结算的项目操作示意图

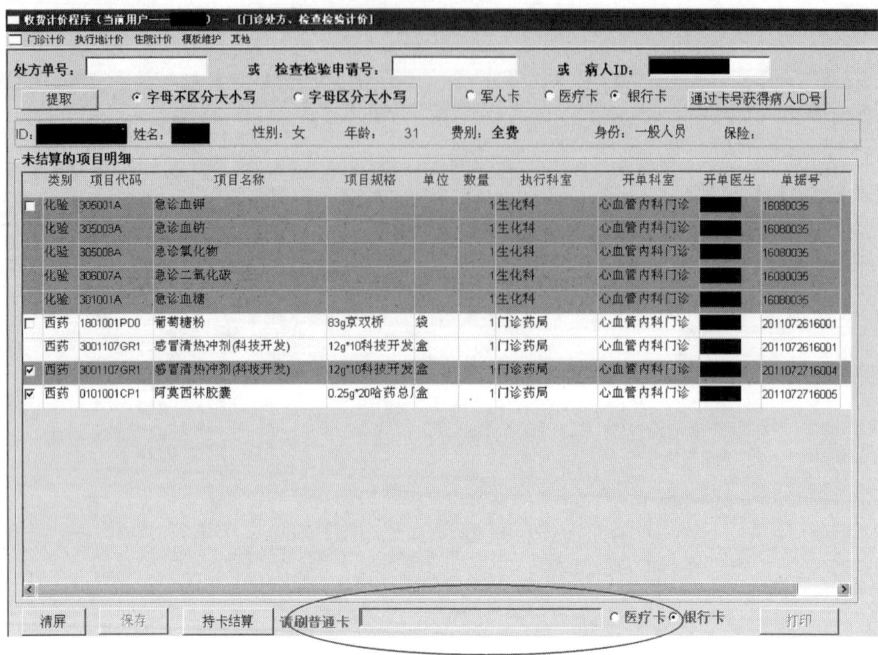

图6-17 刷卡结算操作示意图

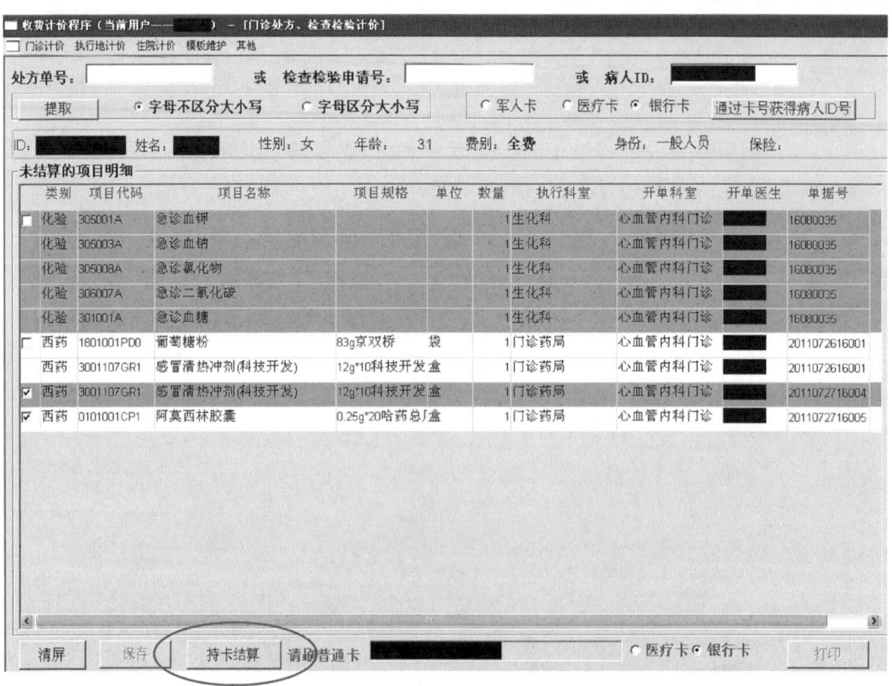

图6-18 刷卡后点击持卡结算示意图

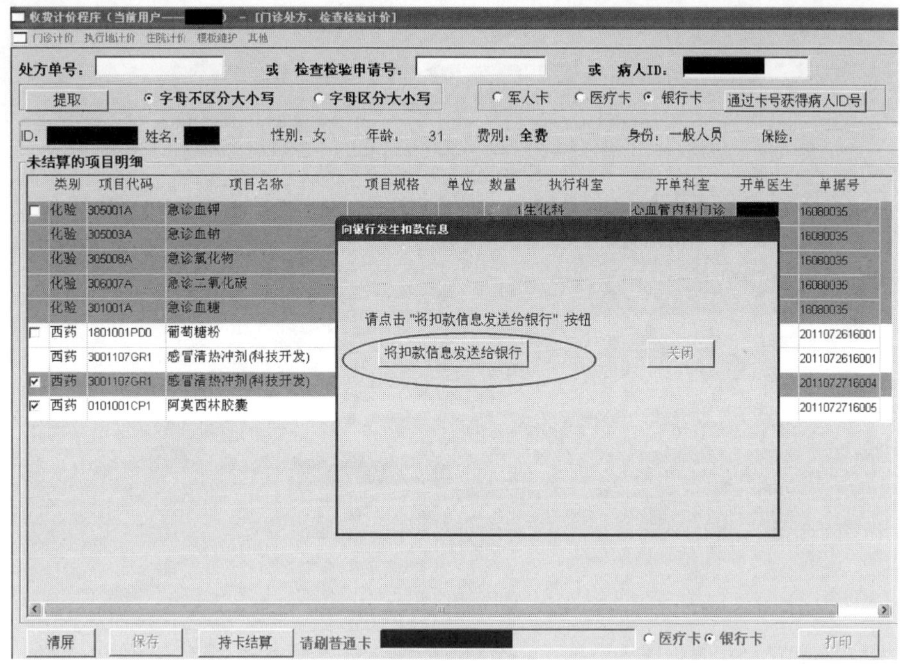

图6-19　银行发送扣款信息示意图

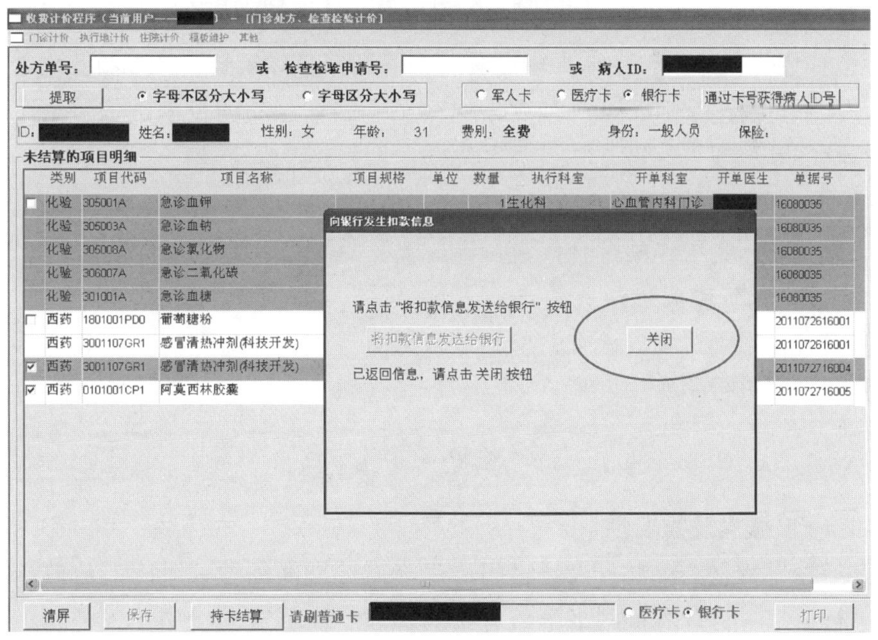

图6-20　银行校验扣款信息反馈扣款操作结果

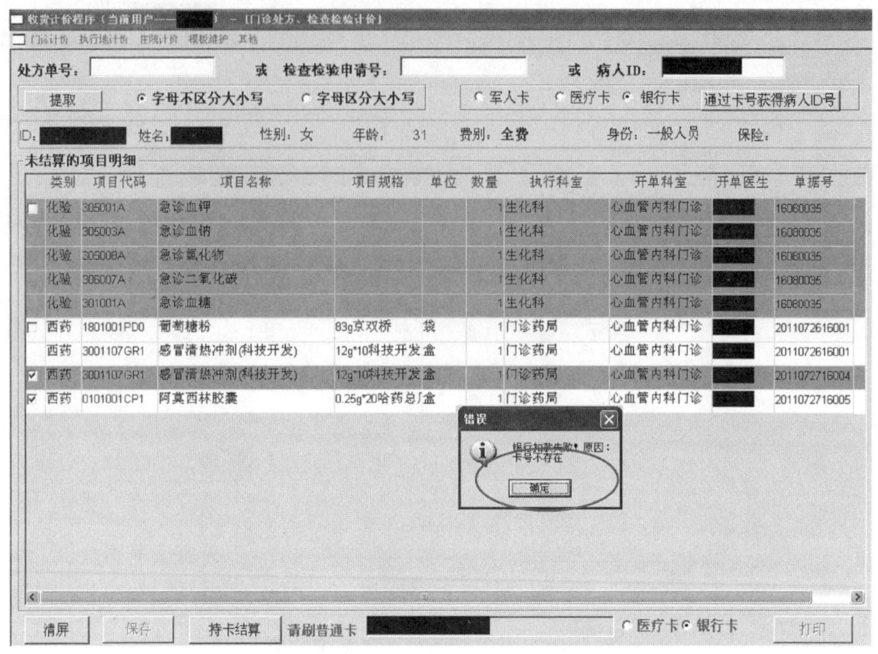

图6-21 扣款操作失败自动弹出对话框示意图

6）如扣款成功，自动弹出结算成功对话框，显示结算总金额及患者自付金额。点击确定后，系统会重新提取患者未结算的项目明细信息，可以继续结算其他项目（图6-22）。

（三）医生工作站结算

患者在医生工作站刷合作银行银行卡，便可实现费用发生地无密支付。

（四）扫二维码结算

患者使用手机扫描检查、检验单或处方单上的二维码，输入相应银行卡号及密码进行缴费。

三、退费业务管理

（一）概念及重要性

门诊退费是医院财务人员将门诊患者就诊期间因种种原因造成临床无法进行诊疗，将计算机网络记账、结算程序中已形成的费用予以退付的行为。退费工作管理的好坏一方面关系到医院的公信力，医院在患者心目中的形象；另一方面关系到医院内部管理和控制问题。

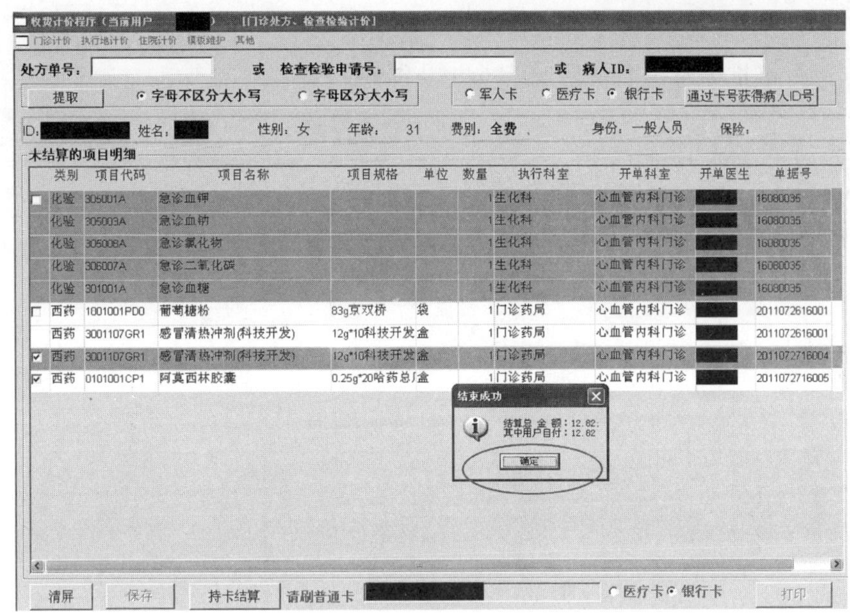

图 6-22　结算成功示意图

财务管理的核心是资金，货币资金是流动性最强的资产，而退费是在实现货币资金流入中不可缺少的一个环节，因而针对可能出现的漏洞或隐患，研究制订切实可行、有效的控制方案，对医院加强内部控制，改善医院经营管理，防范风险非常重要。

（二）退费流程

退费流程主要是由责任科室医师规范填写退费审批表，注明退费原因及金额，并签字盖章，根据退费额度由相关部门领导逐级审批签字。退费员对签字后的退费审批单及所有退费单据进行审核，审核所有退费单据的项目、金额、姓名、门诊号、印章、时间和原收据是否相符，审核无误后方可退费。部分退费需按减少后的项目、金额重开收据，原收据上注明退费收据号、重开收据号，以便进行审核监管。为了便于审核，退费审批表后依次附原始收据及退费原始单据，退费主要流程如下：

步骤1：审核退费单据是否符合要求。

步骤2：调取原收费信息。

步骤3：进行退费确认。

步骤4：患者（或家属）在规定票据上签字确认。

步骤 5：将新票据及所退费用交予患者。

退费审批单及退费流程见表 6-4 及图 6-23。

表 6-4 门诊退费审批单

<table>
<tr><td>患者姓名</td><td></td><td>费别</td><td></td><td>科室</td><td></td></tr>
<tr><td>门诊号</td><td></td><td>住院号</td><td></td><td>联系电话</td><td></td></tr>
<tr><td>退费原因
及金额</td><td colspan="5">医师签字盖章：
年 月 日</td></tr>
<tr><td>审核单位一</td><td colspan="2">签字：
年 月 日</td><td colspan="2">审核单位二</td><td>签字：
年 月 日</td></tr>
<tr><td>审核单位三</td><td colspan="5">签字：
年 月 日</td></tr>
<tr><td>执行
部门</td><td colspan="5">患者（领款人）签字：
经办人签字：
年 月 日</td></tr>
</table>

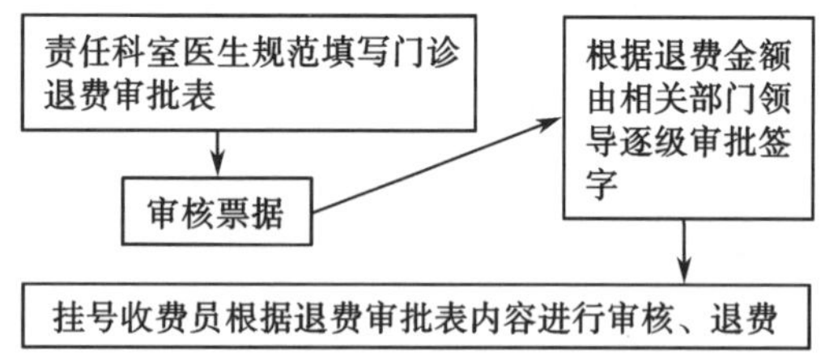

图 6-23 门诊退费流程

（三）退费原因分析与管理

门诊退费的原因大致由于非实名制就医、患者放弃诊疗、患者身体条件限制诊疗、开错姓名、录入错误、系统程序不完善等因素所致。

（四）加强退费管理措施

为加强退费管理，挂号收费科不断规范退费操作流程。退费员须严格按照规定执行退费，并由审核办公室对退费原因进行定期统计。对于出现频率较多的退费原因，如非实名制就医、放弃治疗、录入错误等原因，分别制订相应的管理措施，寻找退费原因，从源头解决问题，以减少退费现象的发生。

四、综合业务窗口

随着“301一卡通”信息系统的应用推广，使用自助设备预约挂号缴费将逐步取代传统人工挂号收费窗口，但医院仍需保留一部分综合服务结算窗口，主要负责：①业务咨询；②特殊业务退费处理；③医疗ID号的检索与合并管理；④急诊患者和儿童就诊预付费一卡通的办卡、储值、退款；⑤结算发票和费用清单的打印等。具体业务包括：

（一）打印自助缴费发票

持“301一卡通”就医的患者完成缴费手续后，可通过综合业务窗口以及自助机具两种方式进行收费发票打印业务。

（二）打印收费明细

已缴费患者在打印发票的同时可以打印相应的收费明细。在实际情况中，患者因不慎丢失发票明细而无法进行相关费用报销时，可通过综合业务窗口以及自助机具两种方式进行收费明细打印业务。

（三）开具缴费证明

部分患者因丢失发票造成报销困难或无法报销时，为解决患者实际需求，在门诊综合业务窗口可开具缴费证明。患者须先向当地社保部门及相关机构开具费用发生证明书后，依据患者在系统中备案的缴费信息数据痕迹进行判断及甄别，情况核实清楚后方可开具缴费证明。

（四）费用结算咨询及疑问解答

对结算业务及结算流程产生的疑问，可到综合业务窗口进行业务咨询。

第七章

“301一卡通”住院信息系统的运作

第一节　传统住院缴费模式及现状

一、传统住院模式基本流程

传统住院模式基本流程见图7-1。

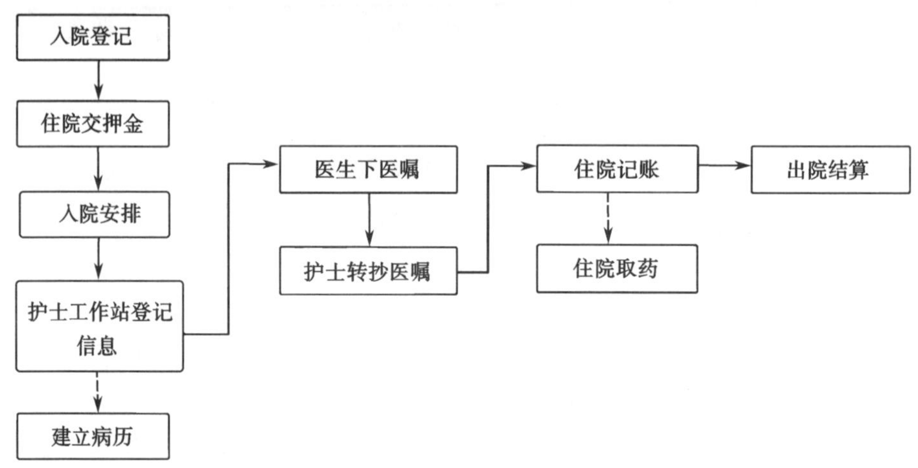

图7-1　传统住院模式基本流程图

二、传统缴费模式的缺陷

1. 传统押金模式存在的弊端及风险　传统住院押金缴纳标准缺乏科学依据，常造成预交金不足，患者往返于窗口续缴费用；或预交金过高，导致患者在住院期间将大额现金存入医院账户上无法支配使用。押金退款的准备金数额难以精准计算，存在退款准备金不足的可能。住院押金基数巨大，现金保管和利息收入管理成本均存在潜在风险。

纸制押金条不易保管，患者往往在续交押金、出院结算时，因丢失、未带等原因无法提供原押金条，导致：①签字手续不宜落实；②随意补办挂失严重，押金条反映的债权债务关系风险增大。

2. 住院医疗费计价不完整、不准确　患者住院期间检查项目多、产生医疗费用环节多、费用计价部门多、经手人员多，风险系数高。

（1）药品费用：由各药局在摆药时计价确认。

（2）手术麻醉费用：由手术室、麻醉师在手术后计价确认。

（3）治疗费用：由各治疗实施单位，在治疗同时计价确认。

（4）检查、化验费用：由检验科室在发生时确认。

（5）护理费、床位费、诊疗费等在临床科室当日定时确认。

3. 出院结算流程不流畅　传统出院结算流程包含众多环节，任何一个环节出现差错，都会影响到患者办理出院手续的进程。结算窗口对患者医嘱内容、出院日期、住院期间所产生的全部医疗费用等进行审核，账务处理环节繁杂。

4. 结算收款监督、监控制度不完善　传统出院结算模式资金交易量多、数额大，窗口结算人员业务水准参差不齐，监督、监控制度不完善，存在审核差错和产生作弊的可能，账务处理也不能实现权责发生制。

第二节 “301 一卡通”住院信息系统的功能与运作流程

一、“301 一卡通”住院信息系统设计理念

“301 一卡通”住院信息系统设计的基本出发点就是最大限度地方便患者就医，优化流程，实现住院医疗费准确及时计价、出院结算高效快捷、收费资金可控可视、账务管理制度完善规范。

患者在办理住院手续时“锁定”其就医用银行卡（借记卡或贷记卡）账户中相应费用，患者拥有所有权，医院拥有使用权。住院期间患者每日产生的医疗费用从锁定费用中扣划到医院账户，费用日清日结，每笔费用扣划通过手机短信提示，医患双方及时验证费用清单，锁定金额不足时二次（多

次）锁定。接到出院通知时患者自助结算、自助打印发票及明细后离院。

二、“301 一卡通”住院信息系统运行流程

“301 一卡通”住院信息系统运行流程见图 7-2。

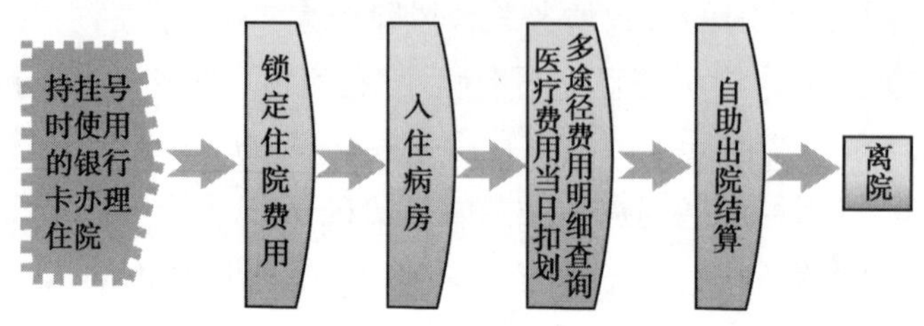

图 7-2 “301 一卡通”住院信息系统运行流程示意图

1. 收治患者、锁定费用　患者在窗口办理入院手续后，持门诊就医时使用的银行卡，通过“301 一卡通”银行专线，在自助机上签订锁定协议，锁定银行卡内相应费用。患者也可使用本人其他指定银行卡在自助机上进行 ID 绑定后锁定相应费用。银行卡内锁定金额所产生的利息仍归患者所有（图 7-3）。

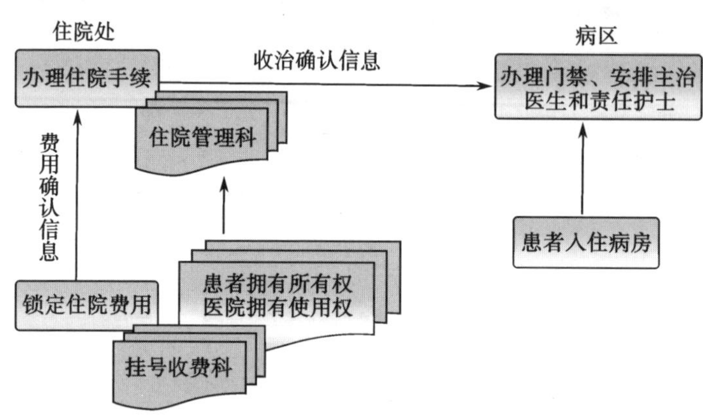

图 7-3 锁定住院费用流程图

2. 入住病房　患者入住病房后，通过医师工作站或护士工作站开通本人或其家属银行卡的门禁功能，方便其家人在规定时间内探视使用。

3. 医疗费用划扣环节　患者住院期间每日产生的医疗费用由医院 HIS 系统自动从患者“锁定费用”划转至医院医疗收费账户，同时为患者发送实时扣费短信，患者和科室双向核对医疗费用。

账务系统根据每日医疗收入自动汇总完成当日现金日报表，将医疗收入、现金/支票/汇款等数据汇总上报（图7-4）。

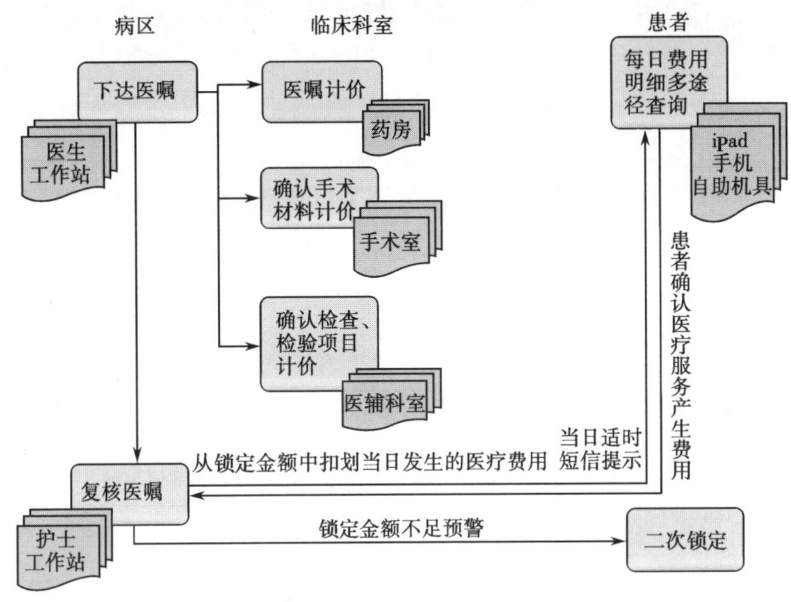

图7-4 费用扣划、明细查询流程图

4. 出院结算环节 临床科室同意并确认患者出院时，医师工作站发出出院指令，护士工作站复核后将指令发送至收费处，收费处对患者住院期间产生的医疗费用全部审核无误后，扣划出院当日未结算费用，通知患者（或家属）办理出院结算手续。患者（或家属）可到设在病区内自助机上使用就医时的银行卡进行自助结算，银行卡内锁定余额自动解锁，资金使用权归还给患者，自助打印发票及明细清单后离院（图7-5）。

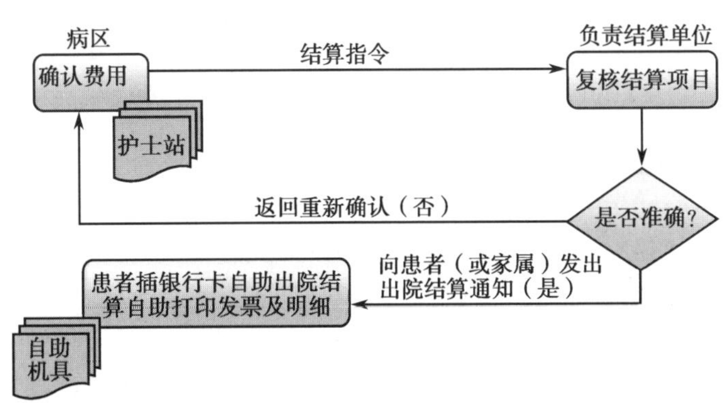

图7-5 自助出院结算流程图

三、“301 一卡通”住院信息系统辅助功能

1. “锁定费用”预警功能 系统设定“锁定费用”预警提示功能，当“锁定费用”余额低于20%系统预警，科室根据治疗需要提示患者或其家属进行费用补充，在病区自助机上进行二次（或多次）锁定相应金额；低于10%系统报警，避免超大额欠费发生。

2. 报表统计功能 系统财务报表程序可以统计出所有医疗费用明细，随时关注各科室、每位患者“锁定费用”动态，如全院各科室“锁定费用”汇总表、医疗收入报表、每日实时扣费明细表、在院患者“锁定费用”使用情况统计表等。

四、“301 一卡通”住院信息系统账务结算管理

“301 一卡通”住院信息系统涉及患者与医院之间通过银行进行的大量扣费交易，而银行信息系统与医院信息系统分别独立，为保证系统间交易金额的一致性，必须对双方各自的交易数据进行对账，避免因各种原因造成的数据错误。

（一）文件传输和账务处理

HIS 系统每日固定时间自动生成所有在院患者要批扣的医疗费用，按患者使用银行卡对应的四大银行进行打包处理，使用 FTP（文件传输）服务器将扣款数据以文件形式传递给对应的指定银行，银行 8 点对接收到的文件进行解析，将每条数据进行联机解锁并扣款处理，记录结果，按约定好的文件格式生成结果文件返回给 HIS 系统。

对于当日需办理出院结算的患者，结算处审核其费用信息，系统将计价信息成功地写入医院 HIS 系统后，再将费用按照医院与银行约定的接口进行封装，采用 TCP/IP 同步短连接 Socket 通讯协议将封装后的信息发送给医院前置服务器，再由前置服务器发送给银行，等待银行返回扣款信息，银行进行联机处理，扣除当日医疗款，并返回医院扣款信息，医院收到信息后通知患者（或家属）自助结算（图 7-6）。

（二）对账处理

指定银行每日晚 0 点将当日（自然日）的锁定金额、续锁、当日扣款及当日结算信息按约定好的文件格式返回给医院 HIS 系统，供 HIS 进行前日系统勾对使用（图 7-7，彩图见书末），如果交易笔数、金额、银行处理

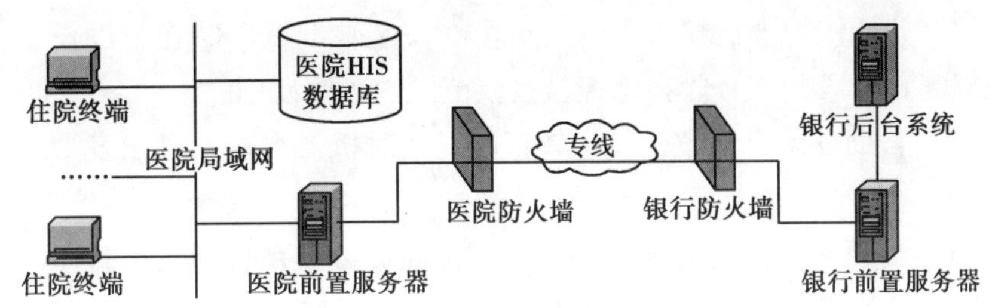

图 7-6 医院银行结算的架构图

结果均正确无误，则自动进行结账处理，银行将医疗收入账款转拨到医院账户上；如果发现数据不一致或银行处理结果为失败，记录交易流水号、数据不一致或处理失败的原因，则人工进一步查找错误的问题所在。

五、“301 一卡通”住院信息系统自助服务功能

“301 一卡通”住院信息系统中设计并完成了强大的自助服务功能，为保证患者利用自助系统完成所有结算相关服务，住院病区内设置了自助结算、发票打印机和自助清单机，自助服务功能应具备费用查询、确认结算、发票打印、费用清单打印等多项功能（图 7-8）。

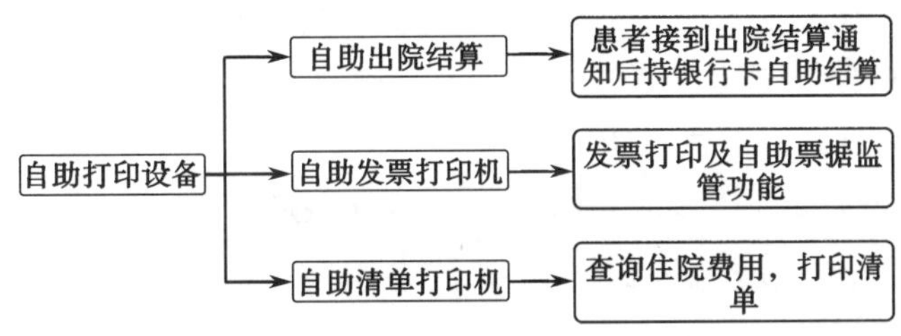

图 7-8 自助打印设备流程图

（一）自助发票打印

1. 自助发票规格标准 根据财政部、卫生部联合发布的《关于实施<医疗收费票据使用管理办法>有关问题的通知》（财综［2013］40 号）文件精神，规范自助发票规格为 152.4mm×90mm，票面记载项目内容包含业务流水号、医疗机构类型、医保类型、医保统筹支付、个人账户支付、其他医保支付、个人支付金额及诊疗项目明细等，这也是本项目的一项重要创新。

2. 自助发票监管

（1）自助发票使用号段的授权：由后台对相应自助发票机进行票据号

段授权，并授权管理员权限，管理员可在安装自助发票时在自助设备上输入票据起止号段，该号段在票控盘授权范围内顺序使用。

（2）自助发票自动核销：患者打印发票时机器自动对已出发票进行核销标志。

（3）自助发票使用情况汇总统计：管理员可以在自助发票打印机上根据日期对已打印票据人次数、票据金额进行汇总统计和查询。管理员可以通过票控盘服务器系统在后台监管程序中对票据使用情况进行汇总打包并上报（图7-9）。

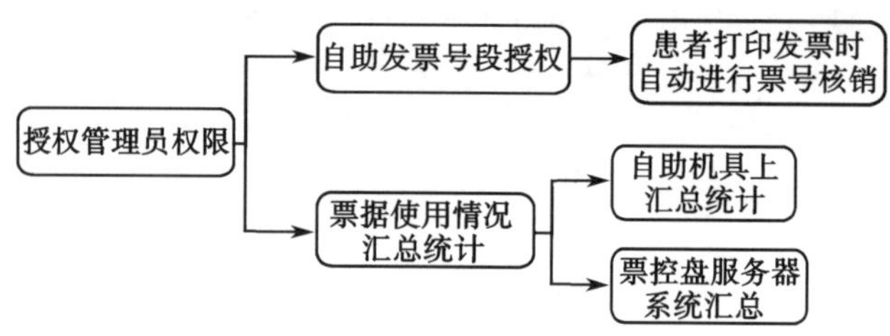

图7-9 自助发票监管

3. 自助发票拓展功能 自助发票打印机增加自助票据缺纸预警功能。自助发票打印机安装票据时需输入所安装票据起始票据序号，当剩余票据为5张时进行预警提示；票据剩余为0时语音报警需要及时补装票据。

（二）自助费用清单打印

患者自助结算、打印发票后可以在自助清单打印机上按日期或按本次住院期间住院费用明细进行查询，打印费用清单的同时射频套印电子印章（图7-10）。

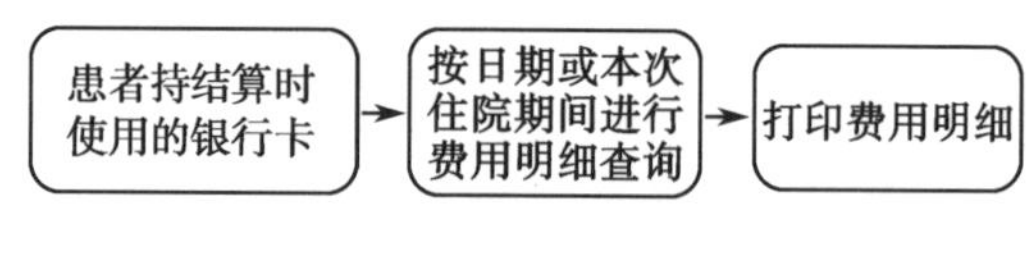

图7-10 自助清单打印

六、“301一卡通”住院信息系统运行效益

（一）为就医患者带来便利

1. 改变付费模式，保障患者权益 采用锁定患者费用实时划转的付费模式，患者拥有所有权，医院拥有使用权，避免医院提前占用患者资金，

保障患者利息权益，真正还利于民。

2. 减少现金交易，确保患者资金安全　患者持银行卡结算安全、方便、快捷，避免了因携带大量现金而造成的资金安全隐患。

3. 全时自助服务，方便患者结算　患者持银行卡通过多功能自助机完成住院结算、打印费用明细、打印发票、费用查询等业务，大大缩减了排队等候时间，提高结算的可支配性和便捷性。

4. 信息实时提示，确保明白消费　患者完成缴费动作的同时，系统会向患者发送实时扣费信息，患者还可通过自助打印设备实时查询诊疗项目及费用明细。患者当日核对住院费用信息，也可降低多收、乱收医疗费用的情况发生。

（二）给医院带来预期管理效能

1. 全面升级信息系统，提高精细化管理　“301一卡通”住院信息系统重新梳理了系统功能，结合新会计制度及新核算办法的要求，完善了系统功能，提高了信息化管理水平和精细化管理效能。

2. 规范费用管理，加大监管力度　通过创建“301一卡通”住院信息系统，进一步建立健全住院费用管理规章制度，强化人员培训，加强结算流程标准化操作，实现住院医疗费准确及时计价，出院结算高效快捷，收费资金可控可视，确保医院资金安全。并对医院成本核算、收费结构分析、临床路径、付费方式变革等进行深层次和源头管理，有力促进医院内涵建设和管理效能的大幅度跃升。

3. 人性化服务，提升管理内涵　“301一卡通”住院信息系统设计从多方面体现出人性化服务，主要包括：①实时发送扣费明细，避免因多收、错收给患者带来的多付费问题；②短信非休息时间发送体现人文关怀；③贷记卡分期付款，缓解短时筹集大额医疗费用压力；④一卡通门禁功能实现一卡多用。

以上系统功能设计都以方便患者为基础，通过人性化服务提升医院管理内涵。

第八章

"301一卡通"远程医疗系统运作

第一节 "301 一卡通"远程医疗系统概述

远程医疗服务是借助远程通信和计算机技术实现远距离疾病诊断、治疗和健康护理等多种医学功能及活动的医疗模式。为了高效、准确地核算、清分远程医疗服务费用的各项标准和收入，解放军总医院运用"301 一卡通"信息系统的优势，实现远程医疗服务费用清算系统的运行及监管。

一、"301 一卡通"远程医疗系统组成

"301 一卡通"远程医疗系统主要由申请医疗机构、服务医疗机构、远程会诊管理平台三大部分组成（图 8-1）。

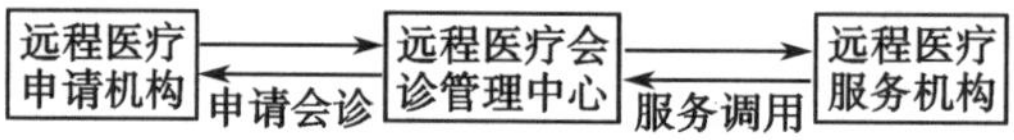

远程医疗申请机构	⇄ 申请会诊	远程医疗会诊管理中心	⇄ 服务调用	远程医疗服务机构

图 8-1 "301 一卡通"远程医疗系统结构简图

1. 远程医疗申请机构（简称申请机构） 指能提出并发起远程医疗会诊请求并能接受远程医疗服务信息的医疗机构。患者只有通过远程医疗申请机构才能享受远程医疗会诊服务。

2. 远程医疗服务机构（简称服务机构） 指拥有优质医疗资源，经远程医疗服务平台确认，具备相关远程医疗会诊资质的医疗机构。为申请远程医疗会诊者提供相应的医疗服务。

3. 远程医疗会诊管理平台（简称会诊管理平台） 指负责远程医疗服务平台整体网络建设，提供相关信息技术支持，并为平台正常运营提供资

金保证的管理机构。

二、“301 一卡通”远程医疗系统运行特点

1. 以“301 一卡通”信息系统为平台，将银行金融服务系统、有线网络付费系统、无线网络付费系统三者结合，创建全新的远程协同医疗费用结算服务系统。

2. 为患者和公众提供多种付费渠道，包括预付费制、前置付费制和即时付费制等，保证付费现金流的快速、精准和安全。

3. 为远程医学服务产品付费管理模式、付费方式和服务费用计算公式提供标准。对各种远程服务的收费项目、费用标准、付费模式、利益分配模式和不同患者类型收费规范等一系列问题制订标准化执行方案，并不断优化完善。

第二节 “301 一卡通”远程医疗系统功能及运作流程

一、“301 一卡通”远程医疗系统功能

“301 一卡通”远程医疗系统功能主要是为有服务需求的群体和个人提供军地跨区域协同医疗服务，同时为服务方提供后台计费、清分结算服务。依照“统一服务、分级管理”的思路，管理各自范围内的计费规则、提供计费服务、完成资金结算。其主要功能有：

1. 远程预约服务　患者在远程医疗申请机构提出远程会诊请求，即进行远程预约、上传病历资料、等待安排会诊时间。

2. 远程诊疗服务　远程医疗服务机构在接受到会诊申请后安排相应的专家通过远程医疗网与患者或患者主管医师进行病情交流，提出疾病诊断与治疗措施。

3. 远程护理、医疗监护等服务　随着远程医疗系统的不断完善，远程护理系统、远程心电系统、远程影像系统、远程查房系统等将得到逐步应用，患者在远程医疗申请机构即可接受到整套正规的护理、医疗监护等服务，其化验和检查结果也将通过远程网传递给接受服务方的主管医师，协助诊断与治疗，并指导患者所在医疗机构的医师、护士进行具体的诊疗和

护理操作服务。

4. 远程医疗还可用于网络健康教育与咨询，紧急会议或通知的召开与传达等领域。

5. 远程医疗双向转诊的开展，可有效缓解医院床位紧缺矛盾的现状。

二、“301 一卡通”远程医疗系统运作流程

“301 一卡通”远程医疗系统运作流程见图 8-2。

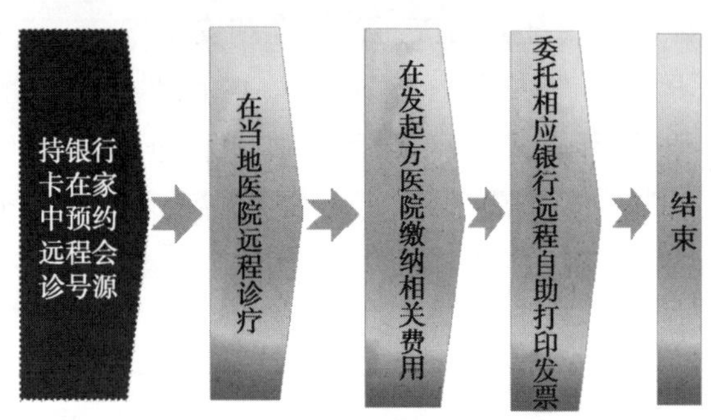

图 8-2 “301 一卡通”远程医疗系统管理流程图

1. 持银行卡在家中预约远程会诊号源　患者可通过一卡通预约渠道预约远程会诊号源，并在预约成功后直接扣费。

2. 在发起方医院缴纳相关费用　当地医院收取患者诊疗费、检查费、化验费等费用，并确保费用核算准确。

3. 远程自助打印发票　接收方医院将发票号段分给委托银行或发起方医院，由银行或发起方医院通过票据信息化系统远程自助打印医疗票据。

目前，已有远程医疗物价项目，但无明确收费标准及医疗机构间分账标准。需要远程医疗服务门诊达到一定数量后，通过数据分析，制订出使发起方和接收方收支平衡、系统建设方正常运营、百姓接受、国家认可的远程医疗服务价格标准。

三、案例分析

（一）项目背景

随着多媒体通信技术和远程呈现技术的不断发展，我国医疗行业的信息化水平正在不断提高。目前已由基础设备的一体化向临床信息的一体化集成和内外通信发展，同时远程医疗也已经从最初的单一电视监护、电话

远程诊断发展到利用宽带网络进行数据、图像、语音的交互、诊断、指导、培训为一体的综合视频远程医疗系统。

视频远程医疗系统利用高清晰的视频、高保真的语音交互，以及对各类医疗影像、检验单据的共享，可以帮助医疗单位开展远程病情诊断、远程专家会诊、远程专家手术指导、手术示教和远程培训等新业务和新应用，为现代医疗的发展提供更大的便利和更加广阔的发展空间。

（二）远程医疗平台用户需求

随着医院规模的逐步扩大和医疗门急诊量的不断增加，解放军总医院一方面面临着培训人才的压力，另一方面还面临着巨大门诊量的压力。因此，院方经过反复论证，决定完善医院现有的信息化体系，建立远程医疗信息平台。从过去的“封闭式”独立单元过渡到开放的信息枢纽，实现手术示教、专家会诊、学术交流、医患交流等应用。

（三）方案设计

根据医院的综合需求，在医院原有医疗信息体系的基础上建立了一套AVCON视频远程医疗系统，该系统可与医院原有的医疗信息系统实现融合对接，可满足医院日常工作沟通、医护培训、专家会诊、手术指导、重症看护等综合需求。

系统通过解放军总医院内部局域网络，采用网状的网络架构实现系统架设，设立中心服务器，在门诊、手术室、监护室、观摩室等主要科室和相关专家领导桌面建立医疗视频信息点，其中手术室和门诊达到1080P全高清清晰度，满足手术示教、专家会诊的高品质影像传输和分析的需求（图8-3）。为了满足院方领导和专家远程会议及指导的业务需求，系统还提供了多个软件视频点，方便远程会议、专家会诊和学员旁听。

为实现与医疗影像系统的对接，系统在视频终端上预留相关医疗影像设备专用接口，可以让高清晰度的X线片和CT影像数据实现高品质的传输和应用，并且在DSA手术室使用转换设备，将DSA手术室的3G-SDI造影信号转换成标准的DVI，从而接入到视频终端。

（四）系统特点

1. 系统具备高度融合及兼容性，视频通信系统作为医疗信息平台的一部分，可以实现与HIS、PACS、RIS、LIS等现有医院信息系统的完全无缝连接。系统所提供的接口能覆盖手术室环境和重症监护环境，包括监护设

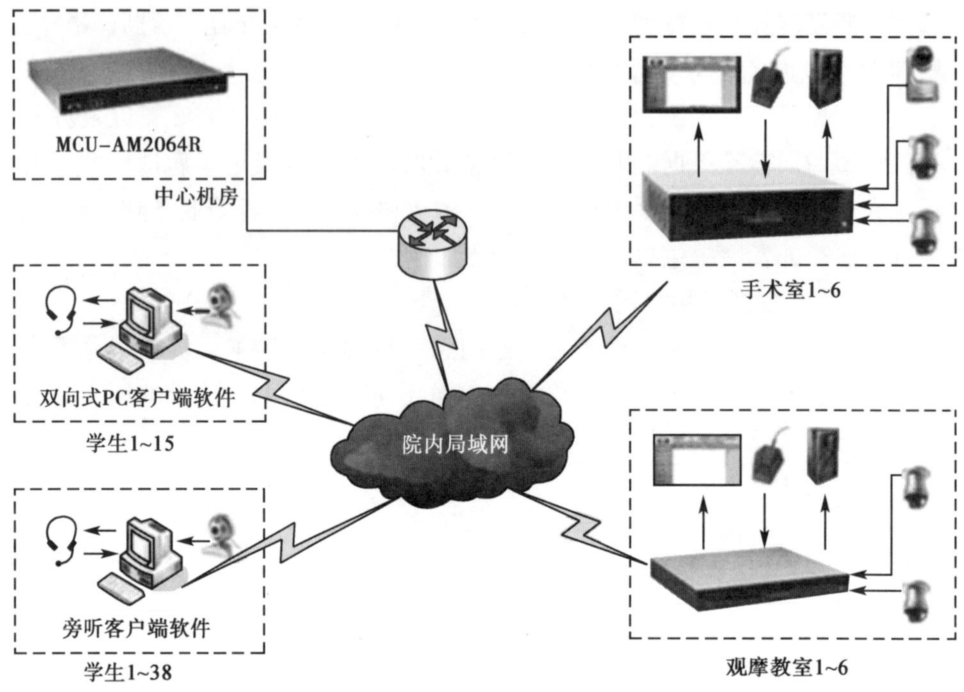

图 8-3 远程医疗网络架构图

备、呼吸机、麻醉机、无影灯等，满足了科研教学、手术观摩、远程会诊、专家咨询、科室管理等需求。

2. 系统采用了国际领先的视频编解码技术，全面支持 H. 264 High Profile（level5），在 1M 带宽下就可以轻松实现 1080P 极致高清视频效果。同时，系统可承受高达 33% 的网络丢包，保证专家会诊和手术示教过程中，视频的全高清全动态品质，保证会诊诊断的准确性，让学员如同在手术现场一样，身临其境地学习。

3. 采用独有的智能网络适应技术和领先的视频编解码技术，保证 X 线片、CT、MRI、B 超、病理切片和心电图、脑电图等高像素值的医学影像文件，在传输过程中能够无损，实现高度还原，以保证影像文件的可用性和准确性，满足远程会诊与指导的需求。

4. 实施效果　这一整套系统的建设实现了各类医疗信息系统的高度集成以及各种医疗设备的采集，不仅有效地解决了手术室对于高度无菌环境的要求，实现高质量实时音视频的远程手术指导与教学，而且也解决了医患之间沟通问题和手术示教的需求，减少了医患矛盾，提升了医务人员的专业素质和医院的整体医疗水平。具体表现在以下几方面（图 8-4）：

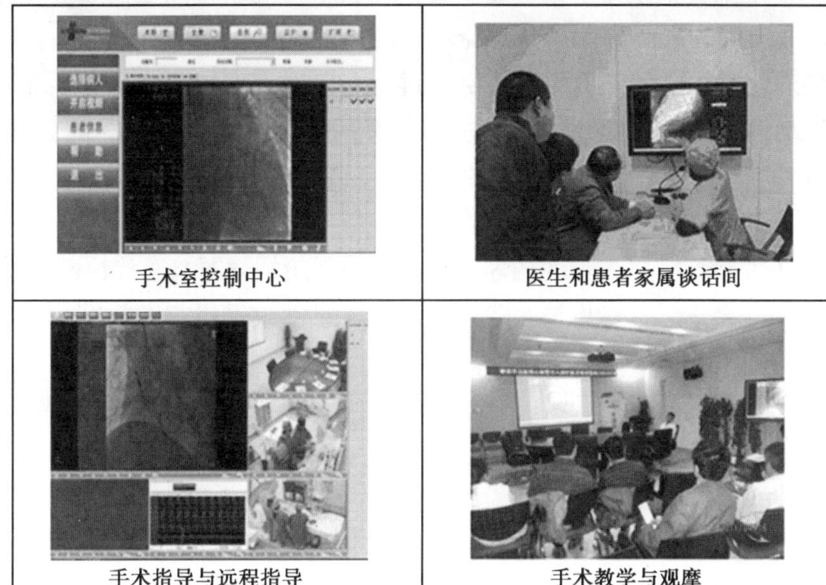

图 8-4 远程医疗应用场景图

（1）系统建成以后，手术医师在术前再也无须像以前一样通过打开患者的病历夹或相应的电子信息系统进行检索这种繁琐的方式查看患者的病史和各类检查报告、各种影像资料。如今，医师只要在手术室控制中心就能够调阅、检索、核查患者的全部信息。

（2）在手术前或手术中医师需要和患者家属进行谈话，通过手术图像及手术信息的直播信号以超媒体形式向患者家属告知为什么选择某种手术方案，同时患者家属也能很直观的了解的手术的现状，以及选择该手术方案的原因。这样的沟通方式直接降低了医患矛盾，降低了医疗纠纷。

（3）超媒体数字化手术室建设完成后，主任医师并不需要在手术现场也能进行会诊与手术指导。主任只需要坐在任何一台能上网的电脑前，就可通过网络与手术室内的系统进行远程连接。在远程操作端主任不仅可以获取手术室内 1080P 的高清手术影像，更能通过系统获取患者病史、检验报告、影像资料，以及患者实时生命体征等信息。主任根据患者的实际病情作出正确的指导，并与手术主刀医师进行音视频的双向实时交互。

(4) 超媒体数字化手术室建设后，在教学与观摩方面也突破了手术室内空间与时间的限制，使观摩与受培训的人员获得了极大的提升。同时基于授权的超媒体可以完整的回放手术过程，包括手术情况、患者生命体征变化情况、检验检查变化情况等手术相关的全信息，突破了时间的限制。通过这种教学方法保证了医师的业务水平，提高了医疗质量。

（五）会诊的业务形式

1. 书面会诊　将患者的病理及检查资料传给解放军总医院诊断。

2. 视频会诊　会诊申请医疗机构医师、患者或家属与解放军总医院专家“面对面”交流、咨询、会诊。

3. 将患者的磁共振或CT、彩超等影像资料传给会诊医师，请专家直接出诊断报告。

4. 在会诊申请医疗机构体检中心检查后，如发现有异常指标，或患者有需要，可申请专家给予诊断和服务，实现患者的健康管理有专家保障。

（六）远程医疗会诊申请方式

医院远程医学中心专门处理远程会诊事宜。患者如有需要，可填写一张申请单，远程医学中心会及时将患者的检查结果以及医院的考虑治疗方案传到解放军总医院，解放军总医院将安排专家或者患者指定专家进行远程会诊。

1. 一般会诊　患者在会诊申请递交后72小时之内解放军总医院将会安排专家远程会诊。

2. 加急会诊　急危重患者在申请递交加急会诊后6小时之内解放军总医院将会安排专家远程会诊。

3. 绿色通道　患者如需到解放军总医院就诊，可直接由申请医疗机构为患者联系专家，减少排队挂号、排期等繁琐程序，直接与专家面对面诊疗。

（七）远程会诊的实践意义

远程会诊系统的开通，为疑难患者、重症患者的诊治打开了便捷、高效之门，无论是门诊患者还是住院患者都可以享受解放军总医院专家的远程会诊服务；为患者省时、省钱、省精力；解决患者看病难、看病贵等问题。

解放军总医院的国家顶级专家不仅对会诊申请医疗机构的临床医疗工作进行指导和帮助，还将定期对其医务人员进行包括远程教学、手术指导、进修培训、远程查房、科研指导、疑难患者转诊等方面的全方位帮扶，大大提高会诊申请医疗机构的医疗技术水平。

第三节 “301 一卡通”远程医疗系统的运行管理

远程医疗服务系统平台作为由医院为实施主体的组织活动，要确保其正常运转就需要相应的管理机制。具体来讲，通过对远程医疗系统平台施以科学、有效的管理，不但可以确保其发挥正常功能，也有利于保障远程医学的服务质量，有利于提高远程医学的经济效益及社会效益。

一、远程医疗运行管理范围

远程医疗技术平台的正常运转，离不开操作、使用人员和其赖以生存的软、硬件环境。因此，对远程医疗的管理也就是对服务质量、人员、账务、平台应用、纠纷防范及相关资料的管理。在实际运行中，这种管理体现在远程医疗管控中心的成立、工作人员的选配、工作程序的制订、管理制度的出台等具体的工作之中。医院为方便远程医疗平台的应用管理，建立了“一心带三组”的远程医疗系统平台管理模式。即成立一个远程医疗技术管理中心，内建有网络数据保障维护组、会诊人员管理组、会诊质量控制组，分别对远程医疗所涉及的会诊问题、网络问题、数据问题、人员选配等问题实施具体的管理。

二、远程医疗运行管理具体措施

（一）系统运行质量管理

远程医疗服务质量是远程医疗能否生存壮大、不断推广应用的重要因素。影响服务质量的因素主要有：

1. 软硬件设备的基础建设　良好的软件是保证远程医疗服务质量的重要条件，硬件设备建设是保证远程医疗服务质量的物质基础，应加强组织计划，要有计划地投资。

2. 多学科人才队伍的配备　成立远程医疗服务中心，必须依据网络架构、工作任务、性质、上级机关要求和有关规定科学编制工作人员，确定合理的专业结构、人员构成比例和任务区分，健全组织机构，从组织上保证服务质量。

3. 运营制度的建立 为保证远程医疗服务平台的正常运作和管理，需要建立完善的管理制度，既明确各主体之间的权利和义务，同时约束和监督各主体间的行为，确保有序、公平，使远程医疗服务平台良性运营，可持续发展。

（二）系统运营人才管理

远程医疗和付费系统是一个功能强大、技术复杂、多层级多学科人才建立起来的现代化医疗服务系统。在目前的实践运营中，远程医学组织管理和运营管理尚显薄弱。

远程医疗服务中心至少需要具备医疗卫生、信息化、财务管理三方面知识的专业技术人才，并且能够组建高度结合又有明确分工的团队。专业技术人才需要既熟悉医疗业务工作、了解计算机和通讯技术，又精通管理知识，这是提高系统服务效益、效率的重要因素。其次，遴选远程医疗服务专家，服务专家的医疗服务水平决定了远程医疗服务的整体水平。再次，挑选能够深入掌握计算机技术、熟悉系统、了解医院情况的业务技术骨干对远程医疗系统进行技术保障。同时要对参加远程医疗服务的工作人员进行严格的岗前业务培训。

（三）远程医疗平台使用的管理

为方便远程会诊的实施，将远程会诊分为普通会诊和紧急会诊，并制订了会诊前、会诊中和会诊后的操作规程。

在会诊前，申请会诊方要按要求填写“远程医疗会诊申请单”，经医务主管部门批准后，由远程医疗技术管理中心全权负责组织实施远程会诊，向提供会诊方传输会诊申请单及符合会诊要求的各种资料；提供会诊方根据会诊目的及要求，审核会诊资料、安排会诊专家、确定会诊时间。除紧急会诊外，会诊专家应在会诊前查阅患者的各项病历资料，符合会诊要求的应确定会诊时间，并及时通知申请会诊方，否则可要求申请会诊方补齐资料后再定会诊时间。

普通会诊应在 24 小时内确定会诊专家，3 天内安排会诊；紧急会诊应在 2 小时内安排会诊。网络数据保障维护组在会诊前 15 分钟对会诊线路进行调试，确保与申请会诊方会诊线路的通畅。会诊时，由会诊人员管理组招集参加会诊的专家，在会诊开始前 10 分钟到达会诊现场。会诊完毕，由会诊专家填写会诊意见并传输给申请会诊方，再由会诊质量控制组对有关资料进行收集、整理、登记和存档。

（四）远程医疗服务纠纷防范管理

1. 要加强对会诊医师、远程医疗工作人员的法律法规教育，制订、完善相应网络的各项规章制度，积极地从制度、法律的角度减少各种纠纷的发生，如对伤病员的诊治应坚持经治医师负责制。

2. 要严格管理，严格按照医疗职责、制度、常规办事，做好病例的随访工作。在远程医疗服务过程中我们也要遵循保护性医疗制度，尤其是对患者的病历、影像文件等已经计算机化的有关病史资料更要严格控制，对病历的调阅、借用、使用要严格按照规定办理审批手续。

3. 要提高保密意识，加强远程医疗系统和服务的安全保密工作，加强申请方登记资料的保管和保密管理，对重要患者、特殊病种进行远程医疗服务时要按照规定办理审批手续，采取相应的安全保密措施。

同时，还要加强经济核算和财务管理，避免发生医疗上、经济上和其他有关方面的纠纷。

（五）远程医疗服务资料管理

远程医疗系统的资料主要包括会诊医师资料、患者病史资料、登录信息资料、会诊意见或咨询结论材料以及远程医疗服务情况登记资料等图文音影资料。这些资料的收集、整理、登记、复制保存以及保密工作显得尤其重要，急需加强资料的保管、监控和管理，建立远程医疗服务情况的统计数据库，如病例数据库等，并与医院病案管理相结合，争取尽早纳入正规的档案管理工作中。

第二部分

一卡通相关财经管理

第九章

住院医疗费用结算运作

运用信息化手段加强住院医疗费用结算管理，是医院适应新医改政策、提高医院市场竞争力、提升医院内涵建设的重点工作之一。通过对医疗费用结算流程进行管理，将有利于提高结算质量和效率，保证资金安全和服务质量。

第一节 住院医疗费用结算业务概述

住院医疗费用结算是指对住院患者在院医疗费用在出院当日进行结算的过程。通过对住院医疗费用结算流程进行科学的管理，利用信息化手段确保医疗费用结算在医院会计核算过程中准确、完整、及时。

一、住院医疗费用结算概念

住院医疗费用结算是指对患者住院期间所发生的全部医疗费用审核、确认、结算等管理工作。主要包括：患者住院费用审核、住院费用结算、住院费用退费、结算费用确认及住院费用结账等流程管理，以保证对患者住院费用管理的完整性、合理性和准确性。

二、住院医疗费用结算业务类型

住院医疗费用结算主要业务类型见表 9-1。在本章只对全费患者出院结算、预交金收取、医疗费用审核等原有系统业务流程进行介绍，医保患者以及“301 一卡通”住院结算流程部分在其他章节论述。

表 9-1　住院医疗费用结算主要业务类型

基本业务	全费患者出院结算
	……
	……
	收取预交金业务
	住院医疗费用退费及费用修改业务

第二节　住院医疗费用结算核心技能与流程掌控

患者结束在院治疗后，经临床科室出具出院介绍信，可到出院结算处办理结算手续。结算会计审核结算单据是否齐全，并对在院期间产生的医嘱进行审核，按照不同费别提供结算服务，确保住院费用的准确、完整，并为患者提供齐全的结算单据。

一、住院医疗费用结算核心技能

住院医疗费用结算技能不仅仅是对患者的住院费用进行结算收取，更重要的是要对患者在院的医疗费用进行管理，审核在院患者治疗计费的合理性与正确性，并对各临床科室进行治疗收费指导。

住院医疗费用结算核心技能：

（一）对住院患者的在院医疗费用进行严格审核

对错误收费项目按规定进行修改，对有疑义收费项目与科室进行核实，对不合适收费项目，协助相关科室进行改正。

（二）对患者在院医疗费用进行管理

对治疗过程中的欠费现象督促解决；对患者住院期间身份修改及医疗收费指数修改进行过程审核与最终执行；对欠费出院患者医疗费用进行后期追缴与管理。

（三）对患者在院医疗费用进行结算

根据患者住院身份，为不同费别类型患者办理出院结算、预交金收取业务。

二、住院医疗费用结算流程掌控

出院费用结算业务流程主要包括单据审核、费用审核、费用结算、结账等环节，主要业务流程如图 9-1 所示。

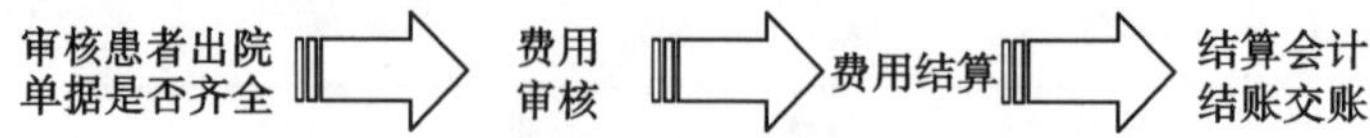

图 9-1　出院患者费用结算管理流程

（一）单据审核

住院患者治疗结束，所住院科室医师开具出院介绍信，科室护士对住院信息进行整理后通知患者持相关单据至出院结算窗口进行出院结算。结算会计需对出院结算单据进行审核，合格后方可办理出院结算手续。出院结算单据包括：出院介绍信、住院诊断证明信、住院押金单、患者及代办人有效身份证件以及与出院结算有关的单据与证件。

（二）费用审核

为保证患者住院收费信息的准确，结算会计在办理出院结算前需对患者住院信息进行详细审核。

1. 费用审核概念及意义　住院医疗费用审核是指结算会计在结算系统中对住院患者在院医嘱及其收费项目逐项进行审查核对，以确保医疗收费信息的正确及完整。

2. 费用审核流程

（1）住院医嘱审核：医嘱是患者住院治疗期间的治疗记录，是住院医疗的收费依据。结算会计需根据患者住院医嘱对其收费项目进行核对审查。

解放军总医院住院收费系统依托医院就医信息系统，对医嘱审核分别从自动计价、不计价、手工计价、未计价 4 方面进行审核。

1）自动计价：是指该医嘱语句正确，计算机能够自动识别，并确认计价。自动计价医嘱由计算机程序控制，信息系统每日凌晨 4 时进行自动计价。

2）不计价：是指由医师开出医嘱，辅诊类科室在治疗检查后直接计价的医疗项目，主要包括检查、化验、手术等。

3）手工计价：是指计算机系统不能自动识别，无法进行收费信息确认的医嘱，包括：①提示性医嘱，不需计价；②因医嘱不规范，无法自动计价，需手工调整后方可计价。

4）未计价：是指对应项目收费价格显示为零的医嘱。包括：①医嘱未执行，无须收费；②收费项目规格、名称、单位剂量等不规范，计算机不能识别，需手工调整。

（2）划价审核一体化：科室护士对医师所开医嘱随时进行医嘱录入，匹配医嘱与对应费用，完成医嘱上价，信息系统每日凌晨4时自动对护士所录医嘱进行费用划价，确认医疗收入。辅诊科室医师在诊疗结束后可直接对医疗项目进行计价。患者在出院结算时，由于当日凌晨4时自动计价的医嘱尚未完成计价过程，结算会计需在办理结算时对所有医嘱进行划价，确保费用上价。划价后，结算会计还需对医嘱进行逐一审核，对不规范医嘱和经划价后未能正常计费的医嘱进行审核校对，从而做到划价审核一体化，确保医院医疗收入的准确性和安全性。

（3）住院医嘱审核内容及调整措施

1）自动计价医嘱审核：将医嘱内容与其对应的计价项目进行逐一核对，包括项目名称、单位、单次剂量等。

自动计价医嘱中的“倒停医嘱”也需要调整。所谓“倒停医嘱”是指医嘱停止时间早于医嘱计价时间，如某医嘱计价时间为10：00，医师将该医嘱停止时间处理为8：00，则该条医嘱即显示为“倒停医嘱”。倒停医嘱需手工对其计价项目进行重新录入。

2）不计价医嘱审核：不计价医嘱主要包括检查、检验、手术等医嘱，审核时需根据医嘱内容查看计价单中计价内容是否一致。尤其注意检查当天的化验检查是否已上价；审核患者手术费用和麻醉费用是否上价。

3）手工计价医嘱审核：此类医嘱无法自动计价，需手工进行调整，也是重点审核的医嘱。未上价原因主要包括：①护士根据医师开出的医嘱对其计价时，药品的规格或厂家未选定，导致系统无法自动计价；②医嘱的执行时间不够精确（如必要时），系统无法自动识别和计价；③护士误操作，将应放在自动计价的医嘱放在手工计价医嘱内。

此类医嘱需要人工对其进行调整，对未上价的项目进行补记，必要时应及时与科室联系，核实后按要求对费用进行调整，确保手工计价医嘱内无医嘱信息。

4）未计价医嘱审核：审核未计价医嘱，判断未计价原因，根据原因进行不同的处理。

5）审核首次住院的患者是否建立住院病历。

6）当日住院当日办理出院的患者，应检查是否已经收取床位费和诊疗费，冬季还应检查是否已经收取取暖费。

7）结算前结算会计需在清单中再次审核项目数量，并审核住院费用的计价金额与应收金额是否一致。

（三）住院医疗费用结算

1. 住院医疗费用结算方式 出院结算会计对患者费用审核确认完毕后，对患者在院期间发生的医疗费用进行结算。目前解放军总医院采用预交金结算方式，即患者在办理入院时通过现金或刷卡等方式缴纳预交金，出院结算时对患者的住院费用完成结算。

2. 住院医疗费用结算步骤

（1）调取结算费用信息：结算会计通过患者住院号（或门诊号）调取住院费用信息并进行核对。

（2）核对已交押金金额与实际住院费用金额差额：结算会计查看预交金剩余金额和所用住院费用差额，预交金少于住院费用，患者需先对差额进行补交。患者可通过现金、银行卡、支票等方式交纳住院费用。结算会计为患者在预交金系统界面补充费用差额后方可进入结算环节。

（3）费用结算：结算会计在结算界面确认结算，并打印费用明细单和发票，分别加盖明细专用章和结算专用章。对于预交金多于住院费用的患者，结算会计在结算完毕后把剩余费用退还患者。

结算预交金余额退款按照交现金退现金、支票退支票、刷卡退卡的原则办理。遇到住院预交金中既有现金又有支票的结算余款退费（在保证支票到账后），本着医疗费用优先支票结算，预交金余额优先退付所交现金原则进行退付。

（4）患者确认结算费用：结算后退款的患者需在预交金凭条上签字及填写有效证件号码，并注明领取退款金额。

（5）开具票据、完成结算：费用结算完毕后结算会计需把加盖公章的费用明细、发票及银行卡等交给患者，至此完成结算业务。

（四）住院医疗费用日结账交账

1. 结账 结算会计当日班次结束后，按照个人结账系统打印结算单、盘点资金、核对缴费凭单、整理票据，并将周转金明细单和上交银行费用明细单分别放入周转金包和现金交接专用包。以便费用与配包工作人员和银行负责人员进行交接。

2. 结账要求

（1）完成现金和有价票据的准确对账。

（2）分类整理需要上交的票据。

（3）结账会计坚持医疗收费日清日结，完成支票、刷卡、退卡、退支对账工作。

（4）结账会计按标准格式填写结账汇总单，保证收费款项及时上缴。

（5）预交金凭证、发票、有价票据、结账汇总单有序捆绑。

（6）结账会计清点医疗收入现金数额，打印医疗收费现金送款凭单，完成准确交款。

（7）结账会计核准周转金金额，打印住院周转金交接明细表。

（8）结账须做到日清日结，账实相符，确保资金安全。

3. 交账及要求　结算会计将封存的周转金包、现金交接专用包、缴费凭证按项目投入到专用的分通道邮筒式保险柜中，以便与汇总会计、周转金配包人员和银行人员进行现金和票据的交接。交账需完整、准确、及时，周转金及银行交款准确无误，每日按时上交，发票记账联必须按号排序上交，不得丢失遗漏。

（五）住院医疗费用退费管理

1. 退费原因　①计价错误；②因患者个人原因要求退费。医师需为患者填写《住院退费审批单》，写清退费原因及金额，按审批权限审批后送至出院结账处进行退费业务处理。

2. 退费审批　医嘱计价项目调整、退费根据医院相关审批权限审批后退费。

3. 退费流程及要求　结算会计需对《住院退费审批单》的有效性、完整性进行复核，合乎退费要求后进行退费处理，具体应做到：

（1）结算会计对退费项目和退费审批单进行核查，确保其退费合理性和真实性。

（2）出院结账处对患者结算后的费用增补和删减，严格按照退费审批权限对不同金额退费作出恰当处理，结账会计确保退款操作规范，退费金额准确无误。

（3）结账会计对退费手续按规定整理上交。

（4）挂号收费科对退费项目有实时监管的责任。

（六）住院费用预交金管理

患者住院入科前需交纳一定数额的预交金，出院时通过预交金办理结算。预交金缴纳分为住院前预交缴纳和住院中预交金续交。全费患者按医院规定全额交纳预交金，住院期间不退（付）住院预交金，出院时统一结算。患者交纳预交金可采取现金、银行卡、支票、汇款等多种支付方式。科室对患者住院期间的预交金使用情况进行全程监控并及时告知患者补交预交金。预交金补交时，出院结账会计需核对并收回患者原有预交金凭条，准确完成补交并开具新预交金凭条。

患者缴费后，以预交金凭条作为收费凭证，出院时持预交金凭条办理结算。

第三节　住院医疗费用结算难题与破解方法

医疗收费工作是医院发展的核心环节之一，出院结算工作作为医疗收费的重要组成部分，更是医院发展不可忽视的内容。出院结算工作的正常高质量运行首先需要根据各种不同的工作内容和流程制订相应的操作规章和制度，细化管理环节，使服务操作流程标准化、程序化。

一、住院医疗费用结算管理难点

（一）预交金安全问题

目前，大多数医院住院缴费都采用预交金管理模式，预交金作为住院费用，其收费安全是患者十分关注的热点之一，也是医院医疗费用管理的重要组成部分。各医院预交金缴费多采用累进制押金条作为预交押金重要债权债务凭证。但押金条介质单薄，不能引起患者重视，经常丢失，补办押金条给科室护士和出院结算会计增加了工作量。与此同时，押金条丢失为不法分子非法获取患者押金余额创造了可乘之机，存在较大的资金安全隐患，对医院造成不良影响。

（二）预交金基数管理

住院预交金是住院患者诊断与治疗的保证金，它贯穿于患者从入院到出院的整个诊疗过程。医院收费管理部门需根据患者疾病种类对住院费用进行科学预测和分析。从医院财务管理的安全性角度看，最理想的情况是患者在住院治疗前，按单病种诊疗费用交足预交金，但由于个体和病情差异，单病种费用的测算值与实际情况有所差异，并且患者自身对交足预交金也存在种种顾虑，所以较难实现。因此，预交金基数的科学制订是摆在医院管理者面前的难题，预交金基数的设定不合理会造成预交金频繁续交、医疗欠费等一系列后续问题。

（三）医疗欠费管理

住院患者预交金金额少于所用费用，形成医疗欠费。部分患者由于经济承受能力、个人信用度、医疗费用管理漏洞、医疗缺陷等原因拖欠医疗费用。医疗欠费的逐年增加和清偿困难已成为医院管理的难题，严重影响到医院的建设和发展。

现阶段，多数医院由主诊医师、护士长随时掌握在院患者押金情况，当出现押金金额少于定额百分比时（比如10%），在保证基本医疗的前提下督促患者及时补交，严格控制患者私自离院。

（四）价表维护管理

医院提供的医疗服务项目主要包括药品、化验、检查、手术、治疗、护理、辅助服务等内容。每项内容都对应相应费用，所有医疗服务项目价目的总合共同组成医疗项目价表。

价表由医院物价管理部门统一维护，由计算机部门进行具体操作，收费部门加以执行。

价表是医嘱系统最重要的字典之一。医师为患者开出医嘱，系统能够通过医嘱为患者产生一系列费用信息。这就需要医嘱与收费项目之间建立一种联系，而医嘱项目价表的对应正是这种联系的一种具体体现。它反映了医嘱与收费的对应关系。

各种药品、器材、医用材料、治疗手段日新月异，计算机中的医疗费用信息如果更新维护不及时，就会使某些新药品、新器材、新治疗无法收费或错误收费，医疗漏费也就无法避免。如相同的药品可能会有不同的商品名称，其价格也会有差异，如果计算机内的收费信息更新不及时或收费信息不全，或没有及时通知收费计价人员，那么这个药品的收费就可能误收或漏收。

（五）辅诊科室费用发生地计价管理

辅诊科室费用发生地计价大大提高了医疗费用录入的可操作性和准确率。但仍存在漏费隐患，如住院患者的化验、检查医嘱，其收费信息需等待相应科室进行检验、检查过后方能确认收费。在医嘱开出至化验、检查完成需要一个过程，使临床科室对住院患者医疗收费信息的采集很难同步进行，从而对住院收费管理在如何减少错、漏收费方面提出了挑战。

（六）计算机室程序优化管理

目前，医院就医信息系统中的医疗收费应用程序研发于20世纪90年代末期，系统的研制成功解决了医疗收费自动化的基础性需求，但随着军队会计核算制度以及相关财务政策法规的出台完善，系统中的设计缺陷逐步显现，存在安全隐患和财务漏洞。如在自动计价中存在医嘱项目，但护士未在系统中计价，系统就无法自动对未划价项目自动提取，导致医疗漏费。

（七）护士规范操作管理

由于患者病情的突然变化（减轻、加重、新增病种、转院或死亡等），护士未对医嘱及时进行调整，导致费用多收或漏收；护士撤销原医嘱、重新录入、校对、申请、退药或领药等工作增多，容易造成漏收、少收费或漏退、少退费。

（八）信息化监管管理

药房有时会出现库存不足、药品存量信息与实际情况不符（即账物不符），以及药品规格、生产批号的变动等，均会导致医嘱录入后的申请失败，不但会增加护士工作量，并且容易造成漏费。

二、住院医疗费用结算管理的优化

（一）建立健全的规章制度

出院结算工作首先需要健全的规章制度作为支撑。要对各工作流程、岗位制度、服务标准、应急预案等方面加以规范。通过规范建立标准，通过制度加强管理。普及增强结算员的标准化意识，强调行为规范，从而提高工作质量和工作效率，杜绝或尽量减少不必要的差错发生。按照“有法可依、有章可循、注重科学、合理规范”的原则建章立制，如建立和完善患者欠费的制约机制，实行奖惩制度，把医疗欠费和科室利益挂钩等。明确收费岗位责任，加大执行、监督和奖惩力度。

规章制度还需对医疗收费相关部门的行为进行规范，如临床科室退费操作规范、医技部门计价操作标准等。使规章制度涉及出院费用结算的每一环节和每一部门。同时，出院结算部门还需根据管理的实际情况对规章制度作出及时的修订和调整，从而不断完善规章制度，有效保障医院医疗收入。

（二）建立完善的管理机制

管理机制是指管理系统的结构及其运行机制。本质上是管理系统的内在联系、功能及运行原理，是决定管理功效的核心问题。有效的医院管理机制是医院发展的必要前提，是医院运作、发展、增强市场竞争力的重要保证。

（三）注重人员素质培养

出院结算收费人员的素质决定了医疗收费质量及医院窗口服务质量，直接影响资金安全和医院品牌建设。医院应配备具有财务专业知识、计算机操作基本知识和一定医疗护理知识的人员办理结算业务，并具有良好的职业道德和较高的综合服务能力。进一步提高结算人员的综合素质，还应对收费人员定期进行业务和服务意识培训，实行岗位轮换，提高其工作效率和服务质量，从而树立良好的服务窗口形象。

（四）完善各操作流程管理

1. 优化预交金管理模式　为避免因押金条丢失而导致的住院费用安全问题和不必要的补办手续，可取消原有押金条作为预交押金债权债务凭证的管理模式，改押金条的有价票据凭证性质为交费明细。患者每日都会收到住院期间发生费用的提示信息，并显示实时押金余额。患者还可到查询机上进行核实，查询消费项目和金额是否准确，做到清楚消费。

结算处严控结算退费环节，患者办理结算退费时须持出院介绍信、患者有效证件、代办人等证件。对于代办人身份，结算会计须与病区护士和患者本人进行核实，以确保退费对象准确无误，保证患者资金安全。

2. 增设住院预交金预警功能　建立预交金监测系统，及时提示患者预付款支出情况，即对住院患者医疗费用即将超过其预交金时产生预警信号，在超过其预交金时打印催款通知，提示相关人员对患者进行催款，避免医疗欠费。在欠费额达到一定程度时，采取相应措施，避免欠费进一步扩大。对于欠费数额较大又有困难的患者应及时调整治疗方案，防止患者因欠费数额大而自行离院放弃治疗。

预交金预警系统的应用能实时动态了解住院患者的医疗费用总额、预交金余额等信息，特别是能根据患者日均费用提前得到预交金预警信息，及时向患者发出告知说明，尽量保证预交金金额始终大于医疗费总额或个人自付金额，避免欠费。

3. 完善责任及监督管理机制　医疗收费关系到医院、患者双方的利益，由于医疗费用收取涉及医师、护士、药剂人员、器材服务人员、医疗收费人员、计算机价格库维护人员及其他医疗费用计价人员等诸多部门及人员，任何一个环节把关不严都有可能造成漏费。因此各部门工作人员都应按照规定和标准工作流程严格进行操作，熟练掌握业务技能，提高工作精准度。如物价部门应按照规定制订价表，并对其进行准确及时维护；护士应准确录入患者医嘱，确保医嘱计价无误；辅诊科室及时对已完成的检查项目进行计价；各部门履行各自职责，抓好源头工作质量关，形成齐抓共管，多方合力的良好工作格局。

在抓好源头工作的同时，还需建立完善的监督管理机制，如设立收费专职管理监督员，职责主要包括：①监督物价部门价表及时维护及更新情况，审核价表与医嘱的准确对应关系，杜绝医嘱与明细不相符的收费；②检查、指导科室医师护士电脑计价收费工作完成情况，发现收费问题及时纠正；③帮助护士解决倒停医嘱等内容；④负责住院患者费用的核对及出院前审核患者收费情况。结账处还可指定专人负责费用复核监督，做到事中及事后监督。通过设立专职管理监督员，进一步确保医疗收入的安全与准确。

4. 优化信息系统操作流程　医院信息技术能不能提高医院效益，关键取决于是否建立了与之相适应的管理模式，医疗收费信息化亦是如此。在医疗收费信息化管理中，提高收费效率，减少错、漏收费是其重点工作。这就要求做到收费信息具有原始性，必须坚持“信息发生点采集”的原则，并且应当与信息发生同步进行采集，要尽量避免数据的前瞻或滞后录入。

针对辅诊科室费用发生地计价系统，可考虑实行医技工作站与 HIS 收费系统的对接，即在完成检查动作后实现信息系统自动实时计价。对于医师工作站系统，也可考虑在医师开出医嘱的同时对所对应的医疗费用进行上价。同步操作可大大提高工作准确率和实时性，从技术上有效杜绝医疗漏费现象的发生。

5. 完善医疗结算信息系统　参与医疗收费的相关部门，如物价管理部门、负责医嘱计价的医师和护士、出院结算处等部门，应对计价系统出现的收费漏洞进行监控，并及时向计算机管理部门反馈，和计算机室工程师共同研究和完善相关的收费管理模块，以打补丁的方式对漏洞加以完善，不断优化更新收费信息系统，防止从技术问题上形成漏费。

医疗收费问题是人民群众十分关注的热点之一，也是医院管理的重要组成部分。随着医疗改革的逐步深入，医院被推向市场，财政补贴逐步减少，医院不得不加强自身的管理，挖掘自身潜力，寻求效益。规范收费既保障了医院的合法收入，又保护了患者的合法权益，对保证医院的可持续发展发挥了重要作用。

第十章

医疗保险结算管理

医院是医疗保险制度改革的重要载体，与医疗保险制度存在着相互依存和相互制约的对立统一关系。同时，随着覆盖城乡所有人群、多层次的医疗保障体系，医保实时结算、医保基金后付制结算制度，以及第三方支付体系的建立，使作为医疗保险制度中各方利益交汇点的公立医院面临着前所未有的机遇和挑战。

解放军总医院推行医保质量标准化管理理念，凭借人才密集、特色明显、技术力量雄厚、服务保障到位的优势，已经被越来越多的医保患者认可并选择为定点就诊医院。医保患者的收治已成为医院新时期的工作重点之一。因此，在目前激烈的医疗市场竞争环境下和医疗保险变革中，医院如何在兼顾国家、社会、患者三方利益的前提下不断探索和创新适合医院发展的医疗保险结算工作规范化流程，是公立医院在新医改中必须认真面对和解决的首要问题。

第一节　医疗保险结算管理概述

基本医疗保险是社会保障体系中重要的组成部分，是由政府制定、用人单位和职工共同参加的一种社会保险。随着国家医疗保障制度改革的不断推进，医疗保险覆盖面不断扩大，参保人数剧增，医保结算管理已成为医院管理的重点之一。

一、医疗保险患者费用结算基本内涵

宏观的医疗保险费用结算管理是指医院为医保患者提供医疗服务，按医保政策有关规定由国家医保部门按报销比例进行支付，医院定期与国家医保部门进行结算的业务，医院垫支的部分又称为医疗保险统筹金。微观

层面的医疗保险费用结算管理是指医院对医疗保险费用结算的科室人员严格遵循政府相关法规实施结算过程的监督管理。

二、医疗保险结算的复杂性和特殊性

医院的财务人员面临着推行医疗保险后患者费用支付方式的变革及许多不确定性的变化，使得医院财务人员实施门诊、急诊、住院就医患者付费结算不仅显得复杂，而且有不少特殊性，这就要求医院财务人员必须具有灵活性，掌握相关业务知识和熟练的操作流程。医疗保险人群的保险种类、地域及其相应的付费比差异使得结算方式不同。目前，因医保结算未实行全国联网，医保实时结算只能在本地进行，北京市各医院接待的医保患者只限于符合北京市医保管理范围的人员。持社保卡实时就诊结算的北京市基本医疗保险患者种类有“地方医保”和“医疗照顾”，上述参保患者一般就诊时持有《北京市医疗保险手册》或卫生部保障局颁发的《医疗证》或社会保障卡（简称社保卡）。

三、医保结算管理组织结构

随着医疗保险全民普及，医疗保险结算管理早已成为各医院管理的重点之一。经过多年努力，解放军总医院投入专项资金和人力，逐步完善了医院就医信息系统、医保结算系统与ERP辅材会计管理系统的无缝对接，将医保结算、医保信息上报、医保回款、账务核销、内控管理等业务整合为一条完整的业务链（图10-1）。

四、北京市基本医疗保险报销比例

按照“医保基金与参保人员个人共同负担医疗费”的基本医疗保险制度改革原则，参保人员在定点医疗机构实际发生的属于基本医疗保险“目录”范围内的医疗费，自己要先承担一部分后医保基金才能按规定比例支付。个人先负担的医疗费数额标准就是医保基金支付参保人员医疗费的“起付线”。起付标准以下的医疗费用由患者本人负担。

按照参保人员的类别确定城镇居民基本医疗保险起付标准和报销比例。其中门诊与住院治疗费用报销比例也有所不同。

（一）医疗保险门诊费用报销比例

北京市推行“持卡就医，实时结算”，解决了原来门诊手工报销周期

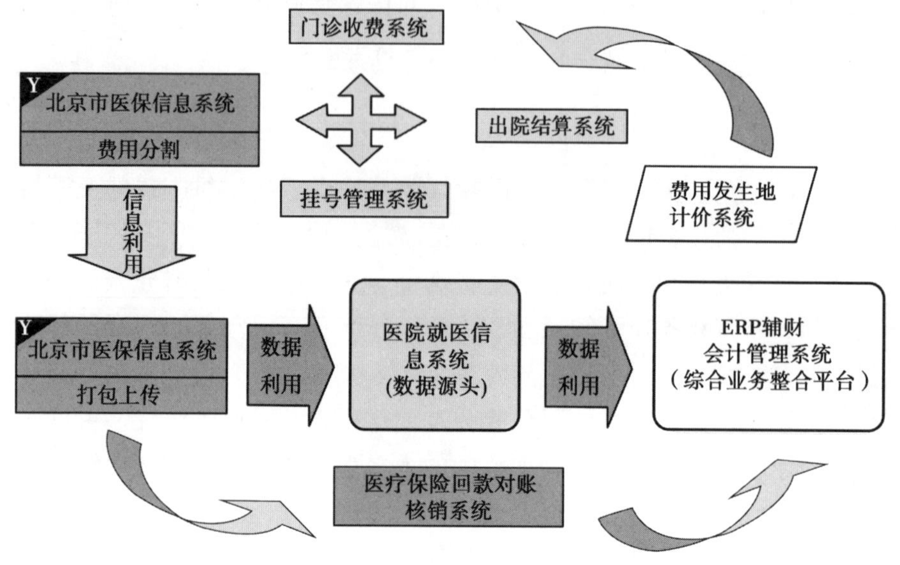

图 10-1　医保结算管理信息系统简明结构图

长和占压个人资金的问题，所有退休人员和参保缴费的职工在定点医疗机构就医结算时，只需支付个人应负担的医疗费用（表 10-1）。

表 10-1　北京医保不同类型人员门诊报销比例

<table>
<tr><th colspan="2" rowspan="2">参保人员类别</th><th rowspan="2">起付线</th><th rowspan="2">医疗费用金额段</th><th colspan="2">报销比例</th></tr>
<tr><th>本市社区</th><th>其他定点</th></tr>
<tr><td colspan="2">城镇职工在职</td><td>1800</td><td>1800～20 000</td><td>90%</td><td>70%</td></tr>
<tr><td rowspan="2">城镇职工
退休</td><td>70 岁以下</td><td rowspan="2">1300</td><td rowspan="2">1300～20 000</td><td>90%</td><td>85%</td></tr>
<tr><td>70 岁以上</td><td>90%</td><td>90%</td></tr>
<tr><td colspan="2">城镇居民</td><td>650</td><td>650～2000</td><td colspan="2">50%</td></tr>
</table>

（二）住院医疗保险住院费用报销比例

目前有两种费别的住院患者可以在解放军总医院进行实时报销，即地方医保和医疗照顾，即由解放军总医院先行垫付患者其医保报销部分的金额，剩余部分的费用由患者自付。其他费别的患者在解放军总医院全额结算，持发票回单位或社保中心报销（表 10-2）。

表 10-2　北京医保不同类别人员住院报销比例

<table>
<tr><th rowspan="2">参保人员类别</th><th rowspan="2">起付线</th><th colspan="4">报销比例</th></tr>
<tr><th>医疗费用金额段</th><th>一级医院</th><th>二级医院</th><th>三级医院</th></tr>
<tr><td rowspan="4">城镇职工在职</td><td rowspan="4">1300（第 2 次及以后 650）</td><td>1300～30 000</td><td>90%</td><td>87%</td><td>85%</td></tr>
<tr><td>30 000～40 000</td><td>95%</td><td>92%</td><td>90%</td></tr>
<tr><td>40 000～100 000</td><td>97%</td><td>97%</td><td>95%</td></tr>
<tr><td>100 000～300 000</td><td colspan="3">85%</td></tr>
<tr><td rowspan="4">城镇职工退休</td><td rowspan="4">1300（第 2 次及以后 650）</td><td>1300～30 000</td><td>94%</td><td>92. 20%</td><td>91%</td></tr>
<tr><td>30 000～40 000</td><td>97%</td><td>95. 20%</td><td>94%</td></tr>
<tr><td>40 000～100 000</td><td>98. 20%</td><td>98. 20%</td><td>97%</td></tr>
<tr><td>100 000～300 000</td><td colspan="3">90%</td></tr>
<tr><td>城镇居民</td><td>1300（第 2 次及以后 650，学生儿童每次 650）</td><td>1300/650～170 000</td><td colspan="3">70%</td></tr>
</table>

五、医疗保险基金不予支付结算的医疗范围

1. 在非定点医疗机构就医者，但急诊住院除外。

2. 因交通事故、医疗事故或者其他责任事故造成伤害的。

3. 因本人吸毒、打架斗殴或因其他违法行为造成伤害的。

4. 因自杀、自残、酗酒等原因进行治疗的。

5. 在国外或者中国香港、澳门特别行政区以及中国台湾地区治疗的。

6. 先天性疾病。

7. 查体费用；卒中预测、健康预测等预测费；预防服药、接种、不育症的检查治疗费。

8. 各种整形、矫形、生理缺陷、健美的手术、治疗处置、药品等费用以及使用矫形、健美器具的一切费用。

9. 按照国家和本市规定应当由个人负担的。

第二节　医疗保险患者结算流程

住院患者医疗保险实时结算是信息化建设逐步建立以患者为服务中心的组织模式，解放军总医院旨在通过精确医疗保险患者出院流程，把医保政策的质控和医保审核提前一大步，提高了医保患者的出院速度，更有效地提高了医院服务的质量和安全。医疗保险患者结算流程主要分为两部分，即医疗保险信息审核和医疗保险结算业务。

一、医疗保险患者信息审核业务流程与管理

医疗保险患者信息审核包括：①患者入院医疗保险费别审核；②医疗保险费用医嘱审核；③医疗保险药品、器材审核3部分。

（一）医疗保险患者信息审核业务流程

1. 医疗保险患者就医条件　参保人员到定点医疗机构就医时须持本人社会保障卡并主动出示。参保人员就医及结算时的有关问题参照北京市人力资源和社会保障局《关于北京市社会保障卡实施过程中就医结算有关问题的通知》（京人社发［2009］37号）执行。

2. 医疗保险患者的登记流程　结算会计判别患者是否为医疗保险患者，通过《北京市医疗保险医院端业务组件》确定患者是否在医保“红名单”内。“红名单”即患者在入院时社会保障卡中信息符合北京市医保患者条件，可以享受北京市医保待遇，“红名单”内的患者费别为“地方医保”。“黑名单”即患者不符合北京市医保就医患者条件，“黑名单”内的患者费别为“全费”（图10-2）。

3. 医疗保险患者出现特殊情况的处理办法　首次使用社保卡办理住院的患者要核对医保手册与医保外挂系统内待遇的信息是否一致。待遇信息一致直接办理入院登记；待遇信息不一致，通过联系医保中心和患者之前的住院医院确认待遇信息，核准后办理入院登记。

（二）医疗保险患者费用结算管理

1. 就医患者医疗保险费用医嘱审核　医保信息已经嵌入现有的医师工作站，医师开具医嘱不仅要遵循临床路径，同时必须完全按医保政策信息提示操作。如果患者需要使用自费药，应该在用药前与患者签订自费协议。

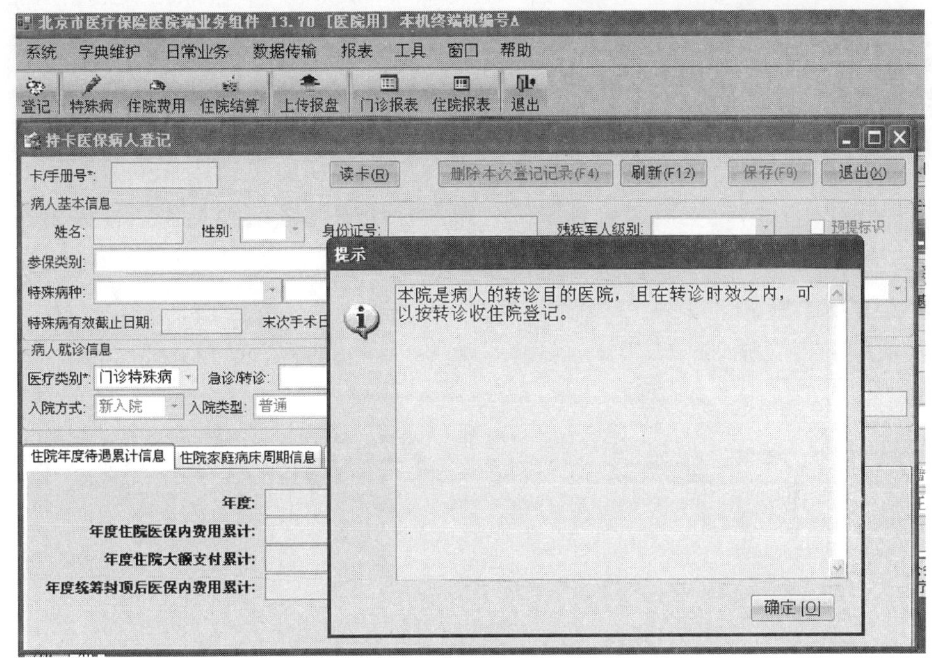

图 10-2　《北京市医疗保险医院端业务组件》——医保持卡登记

2. 就医患者医疗保险费用在院监控　医保办公室可以随时调取医保患者在院期间的费用情况，随时监督指导，随时审核，为临床科室在诊疗过程中随时提供医保政策指导。

二、医疗保险患者医疗费用结算业务流程

（一）医疗保险患者出院相关凭证

医师为患者出具出院介绍信和诊断证明书的同时，医师工作站自动连带打印医保相关规定文件（双份诊断证明、单病种结算单、生育诊断证明等）。

（二）医疗保险患者持相关出院凭证到结算窗口进行医嘱划价

患者持出院介绍信和诊断证明书到出院结账处综合服务窗口办理医嘱划价手续，将手工医嘱、不计价和自动计价中未计价的医嘱进行补计价。医嘱划价程序（图 10-3）。

（三）医院财会人员对就医院就医信息中医疗费用数据与北京市医保结算程序对接

医疗保险费用须从医院就医信息结算网进行导出处理，导入《北京医

保接口程序》后再导入《北京市医疗保险医院端业务组件》，方可进行医疗保险费用调整（图 10-4、图 10-5）。

（四）医保办公室对医疗保险患者医疗费用进行复核

医疗保险患者医疗费用经过医嘱审核后的费用清单由医保办公室导入医保程序中分割、审核，所有需要在医保程序中调整的项目由医保办公室在费用审核过程中依据相关文件直接进行复核调整。

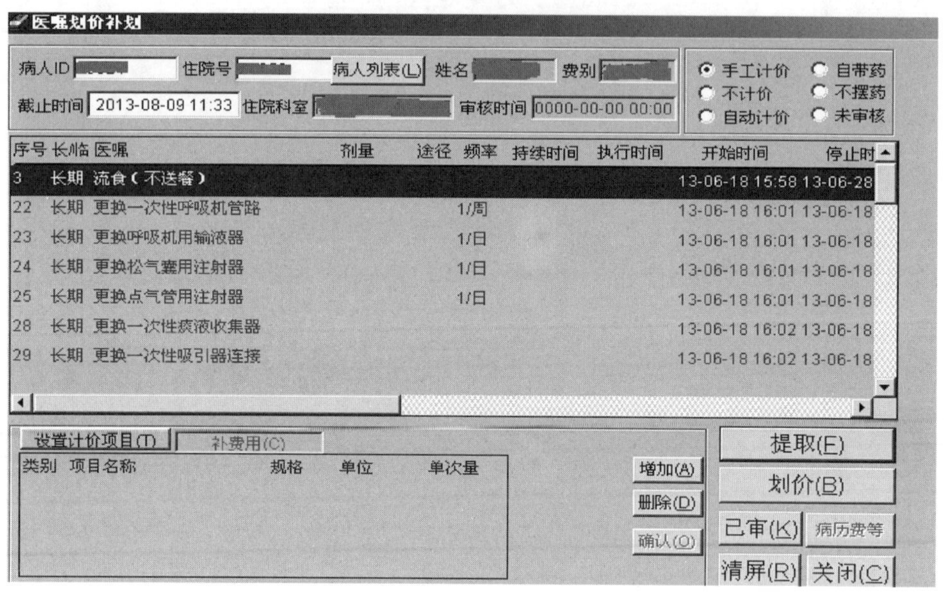

图 10-3　医嘱划价图

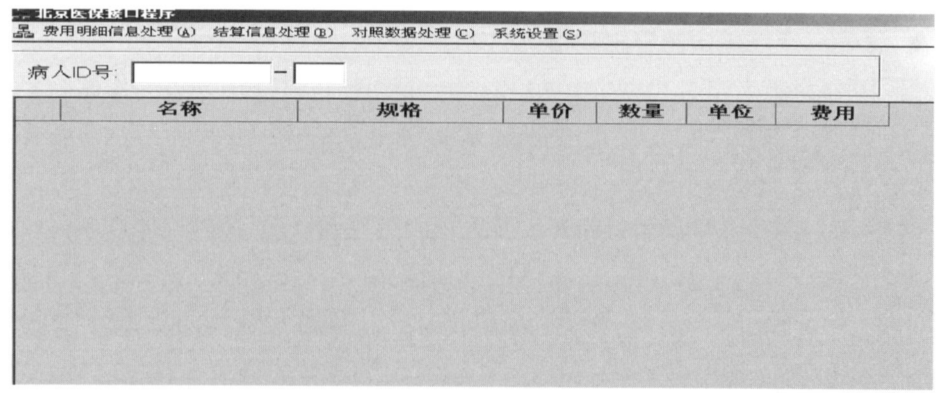

图 10-4　《北京医保接口程序》——生成住院患者费用信息图

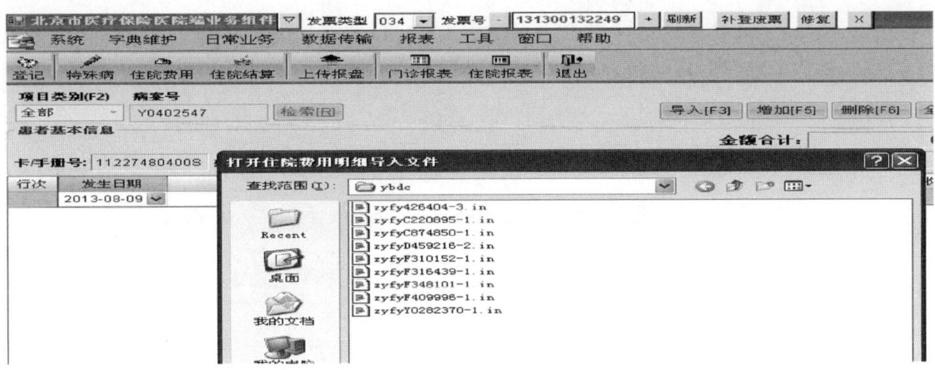

图 10-5　《北京市医疗保险医院端业务组件》——住院费用明细导入图

（五）医疗保险患者出示社保卡实时结算

结算会计根据医保办公室调整后的费用信息为患者办理出院结算手续，核对医保办公室调整信息，填写患者结算信息，出具结算发票和清单（图 10-6）。

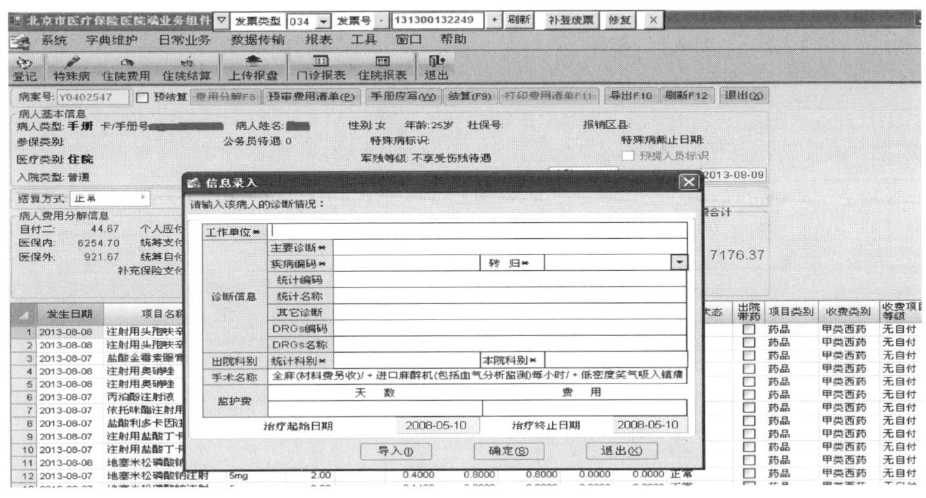

图 10-6　《北京市医疗保险医院端业务组件》——住院患者信息结算

第三节　医疗保险患者医疗费用住院结算管理

医疗保险住院结算管理主要包括费用审核、结算处理两部分。正确的医保费用审核可以有效减少拒付费用的发生，努力实现医保资金的最大回笼，有效缩短医院资金回流周期。医保患者结算不同于全费患者的结算，它需要患者、医院、医保中心三方在不同的时间点共同配合才能顺利完成。

患者与医院前期结算主要分以下3步：

首先，医保患者来院就医要保证其基本信息的准确性，患者信息的准确性是保证医保结算流程通畅的先决条件。医保工作人员根据医保患者所属不同的医保类别进入不同的子程序中，准确录入患者基本情况。

其次，费用审核人员要严格掌握医疗保险政策，严格按照规定的“三大目录”进行全面审核，不能纳入统筹费用的坚决不划入统筹支付范围内。

最后，结算人员在前期信息录入准确的前提下在医保程序中进行正确的费用结算。

一、医疗保险患者住院费用结算业务流程

通过完善医师工作站的医保政策信息，制订严格的诊疗操作规则。实现医保办公室、各临床科室、结账处等信息共享，医保审核自动化，为医保结算节省时间。各临床科室、医保办公室、挂号收费科三方信息联网，做到可控、可视。参加医疗保险的患者住院费用结算业务流程见图10-7。

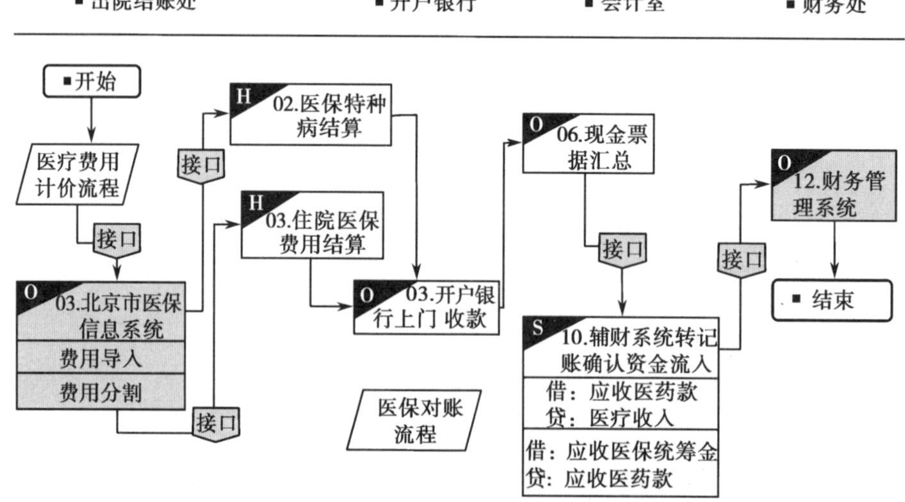

图10-7 医保费用结算专属流程图

二、医疗保险患者医疗费用审核管理

（一）加强医疗保险患者医疗费用审核管理的方法

医疗保险费用审核管理是指通过对临床医师的专业医保知识培训，加强医师工作站的信息化程度，加强相关人员的培训与监督，制订严格的诊疗操作规范，实现对医保患者费用准确、完整的审核而防止出错的过程。

（二）确定患者医疗保险费用的审核目标

严格执行基本医疗保险的药品、诊疗和服务设施三大目录。自费药品在住院期间要开具自费项目协议书，做到事前提示、事中监督、事后完善。

三、加强医疗保险结算优质服务管理

（一）确定为医疗保险患者提供优质服务的标准

医疗保险结算优质服务管理是指通过完善结算流程、减少结算环节、调整科室职责，以科室联合办公的方式来设置医疗保险综合结算服务窗口，实现从就诊到医保审核、结算的方便、快捷、优质的一条龙服务。

（二）为医疗保险患者提供优质服务管理的目标

对医疗保险患者提供优质服务管理旨在减少患者在病房、医保办公室、出院结账处三者之间的无效移动，方便患者又实现医保费用当日结算，直接为医保回款节省时间，缩短资金周转周期。

第四节　医疗保险定额付费患者医疗费用管理

随着医疗保险制度改革的不断推行，医保定额付费是我国现行按项目付费的一种有益尝试，是对医疗费用支付方式改革的挑战。解放军总医院目前开展的医保定额付费项目共分为 3 类：①单病种项目；②生育保险；③门诊特殊病（肾移植术后抗排异类和肝移植术后抗排异类）。

一、医疗保险患者单病种种类与付费标准

为进一步加强对单病种付费的管理，减轻参保人员的负担，根据北京市劳动和社会保障局《关于调整基本医疗保险参保人员待遇标准有关问题的通知》（京劳社医发［2008］111 号），对现行白内障等单病种付费管理办法相关内容进行了调整。

二、医疗保险患者生育保险范围与定额标准

（一）北京市医疗保险分娩患者的医疗费用按以下定额标准支付

1. 自然分娩的医疗费　3000元。

2. 人工干预分娩的医疗费　3300元。人工干预分娩的方式包括：宫颈封闭、催产素静滴引产、手剥胎盘术、刮宫术、宫颈裂伤、阴道壁血肿切开术、会阴Ⅲ度及复杂裂伤缝合术、单胎产钳术、单胎臀位牵引术、胎头吸引术、内倒转术与外倒转术、毁胎手术分娩、晚期妊娠药物引产。

3. 剖宫产不伴其他手术的医疗费　4400元。

4. 剖宫产伴其他手术的医疗费　4400元。

5. 以上方式每增加一胎，费用在该分娩支付标准基础上加收10%。

（二）北京市医疗保险患者住院发生的计划生育手术医疗费按以下定额标准支付

1. 住院人工流产手术　970元。

2. 符合计划生育规定因母婴原因需中止妊娠的中期引产术　2800元。

3. 住院输卵管结扎术　1911元。

4. 参保人员在门诊或住院进行人工流产术的同时取出（放置）宫内节育器的，可加收其手术费的30%。如属于放置宫内节育器的还可加收节育器费149元。

5. 剖宫产术后1年内再次妊娠、子宫下段妊娠、瘢痕子宫妊娠、哺乳期妊娠、早孕合并生殖器畸形进行人工流产手术的属于高危人工流产，高危人工流产手术费用在该手术支付标准基础上加收30%。

三、门诊特殊病患者费用管理

为减轻大病患者的个人负担，北京市医疗保险事务管理中心将恶性肿瘤放射治疗和化学治疗、肾透析、肾移植术后抗排异治疗、血友病、再生障碍性贫血、肝移植术后抗排异治疗规定为特殊病种，制定了《北京市基本医疗保险特殊病种管理规范》，颁布了一系列相关政策。

（一）门诊特殊病结算人群的确定方式

门诊特殊病病种范围包括：肾移植术后抗排异治疗、肾衰竭血液透析治疗、恶性肿瘤放化疗、血友病、再生障碍性贫血、肝移植术后抗排异治疗。这些患者需要在门诊进行治疗时经过特殊病审批后方可按照《医保门

诊特殊病》管理规定进行检查治疗。

（二）门诊特殊病审批流程

患“特殊病种”的参保人员须持二、三级定点医疗机构出具的“特种病种”诊断证明，到本人申请的“特殊病种”定点医疗机构属下的医疗保险办公室领取《北京市医疗保险特殊病种申报审批单》；办理了异地就医手续的参保人员到户籍所在地社会保障事务所领取。

参保人员按要求填写“审批单”后，持社保卡到户籍所在地区、县医疗保险经办机构办理“特种病种”审批手续。

（三）门诊特殊病患者处方审批流程

门诊特殊病患者大额或超医保定额处方需经医保办公室进行审批方可结算，普通患者结算由门诊特殊病结算会计进行审核，有如下几点需要注意的问题：

1. 医师为门诊特殊病患者开具医保目录内药品时，必须使用医保专用处方，并且要求双处方。为医保患者开具医保目录外用药（完全自费），非医保报销适应证用药，超出说明书规定的适应证、用药途径、剂量的药品，必须使用普通患者处方。

2. 处方自然项目要填写齐全。诊断必须清楚、详细，不得手工书写，不能使用简写和英文字头。按医政要求每张处方不能超过 5 种药品。

3. 门诊就诊患者开药，急诊 3 天量；门诊 7 天量；行动不便者可放宽至 14 天（需注明诊断和行动不便）。

4. 患高血压、糖尿病、冠心病、慢性肝炎、肝硬化、结核病、精神病、癌症、脑血管病、前列腺肥大疾病，且病情稳定需长期服用同一类药物者，每次同一类药物门诊开药量可放宽到不超过 1 个月量。处方也不得超过说明书规定的适应证范围及限量。

5. 肾移植术后和肝移植术后抗排异药物仅限科室向医保办备案准入的泌尿外科、肝胆外科医师开具，药品费用严格按照医保政策限定的个人定额进行支出，如有特殊情况，需事先向北京医保中心申报，批准后方可按照新定额实施。

（四）肝移植术后抗排异类定额标准及注意事项

1. 肝移植术后抗排异用药术后时间的费用定额标准见表 10-3。

2. 肝移植术后抗排异用药注意事项

（1）肝移植术后抗排异药品是指《北京市基本医疗保险和工伤保险药

表 10-3　肝移植术后抗排异用药术后时间的费用定额标准

术后时间段	药品定额标准（元/日）
出院至 90 天	326
91 ~ 180 天	261
181 ~ 361 天	196
361 ~ 720 天	163
721 天以后	127

品目录中》调节免疫功能药类别下的免疫抑制药。

（2）二次移植或多次移植的患者按照相关规定进行重新登记后再次纳入定额管理范围。

（3）参保人员在一个自然年度内发生的医疗费用超出大额医疗互助资金最高支付限额的不适用于此标准。

四、医疗保险单病种患者结算流程

（一）医疗保险单病种患者登记流程

医疗保险单病种患者登记流程参考普通医疗保险患者登记流程。

（二）医疗保险单病种自费项目选择

在医疗保险单病种患者的医嘱项目中有 4 种需要自费结算：取暖费、镇痛泵、伙食费、建住院病历。这 4 项内容需要在《北京市医疗保险医院端业务组件》中的“住院费用”模块中，查找后选填“特殊费用”标示（图 10-8）。

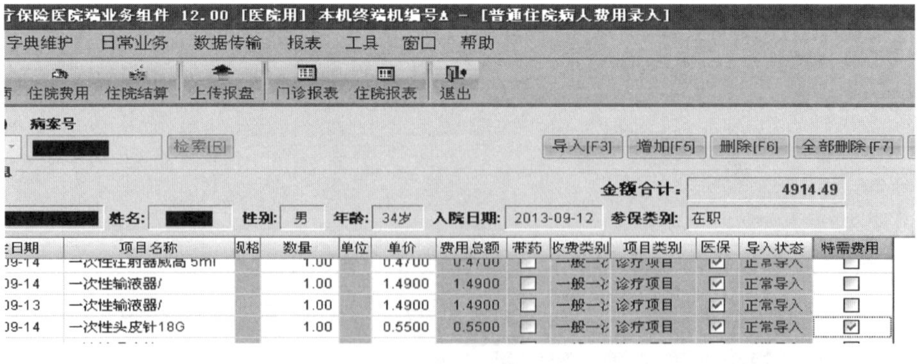

图 10-8　《北京市医疗保险医院端业务组件》——“住院费用”模块

（三）医疗保险单病种患者费用结算流程

在《北京市医疗保险医院端业务组件》的“住院结算”模块中结算方式选择“病种付费”，选择患者结算的单病种类型，填写患者结算信息后结算出票（图 10-9、图 10-10）。

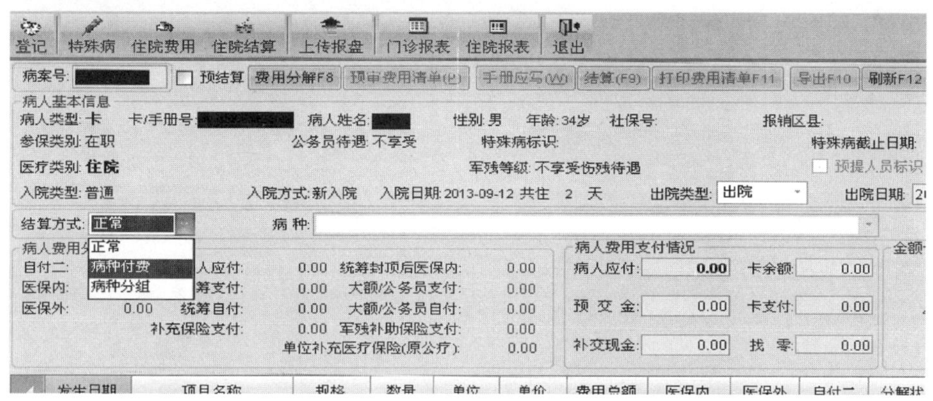

图 10-9　《北京市医疗保险医院端业务组件》——“住院结算”模块

图 10-10　《北京市医疗保险医院端业务组件》——“病种付费”选择模块

五、医疗保险生育患者结算流程

（一）医疗保险生育患者登记流程

在《北京市医疗保险医院端业务组件》的“日常业务”中的“生育登记”模块中，插入患者社保卡读卡判定患者是否选择定点医院进行就医（图 10-11）。

（二）医疗保险生育患者自费项目选择

在《北京市医疗保险医院端业务组件》的“住院费用”模块中将生育患者医嘱项目的婴儿费用和成人用的镇痛泵等自费材料进行筛选后选填“成人用”或“婴儿用”（图 10-12）。

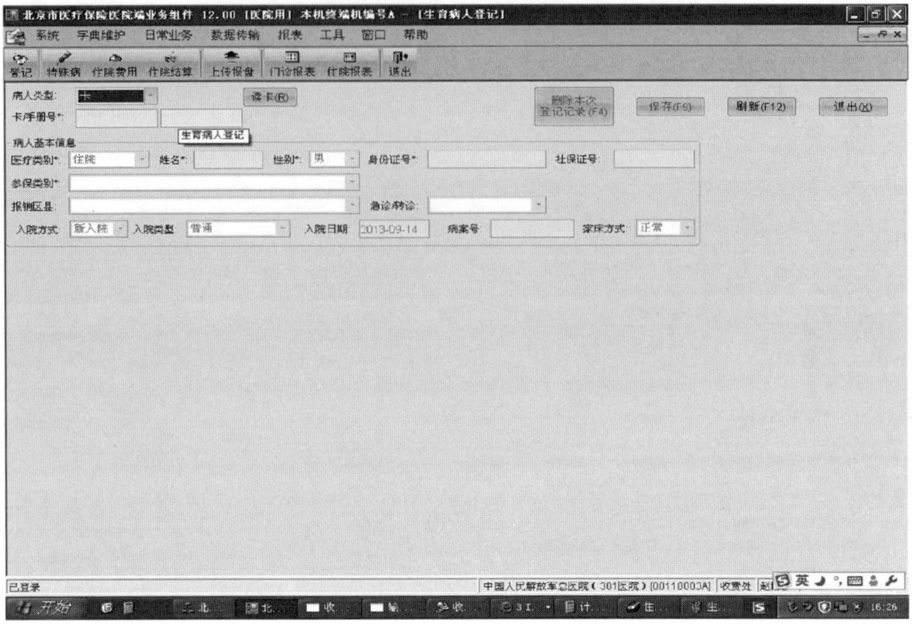

图 10-11　《北京市医疗保险医院端业务组件》——“日常业务”中的“生育登记”模块

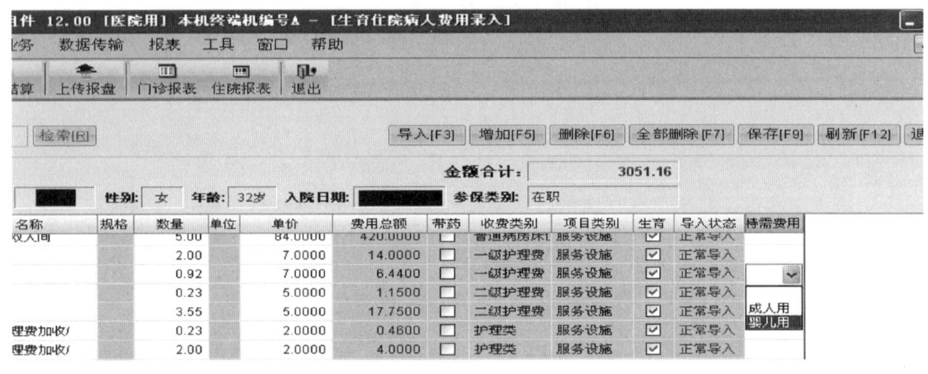

图 10-12　《北京市医疗保险医院端业务组件》——“住院费用”模块

（三）医疗保险生育患者费用结算流程

在《北京市医疗保险医院端业务组件》的“住院结算”中选择生育患者的“生育类型”和“胎儿数量”，填写患者的结算信息后出票。结算时患者需出示生育服务证复印件、诊断证明书、生育保险诊断证明书（图 10-13）。

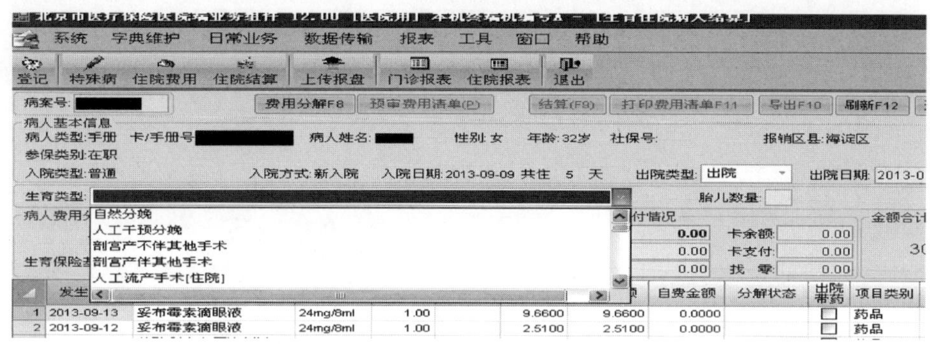

图 10-13　《北京市医疗保险医院端业务组件》——“住院结算”“生育类型”选择模块

六、医疗保险门诊特殊病患者结算流程

（一）门诊特殊病医疗费用录入流程

由于解放军总医院门诊收费程序不与《北京市医疗保险外挂程序》连接，需要由《北京医保接口程序》导入外挂结算程序。将门诊特殊病患者费用在“门诊特殊患者费用信息”模块中进行手工录入后再导入外挂结算程序（图 10-14）。

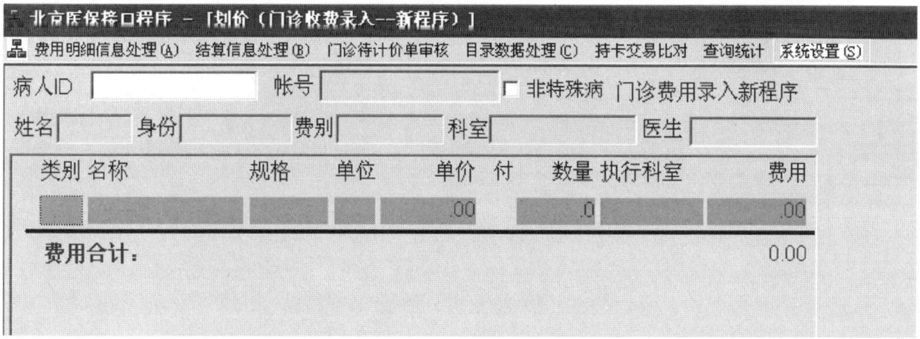

图 10-14　北京医保接口程序中“门诊特殊患者费用信息”模块

（二）门诊特殊病医疗费用分解流程

在《北京市医疗保险医院端业务组件》中的“特殊病”业务组件中，导入已录入的结算信息，费用分解后结算出票，若为定额结算业务填写定额结算日期后进行费用分解（图 10-15）。

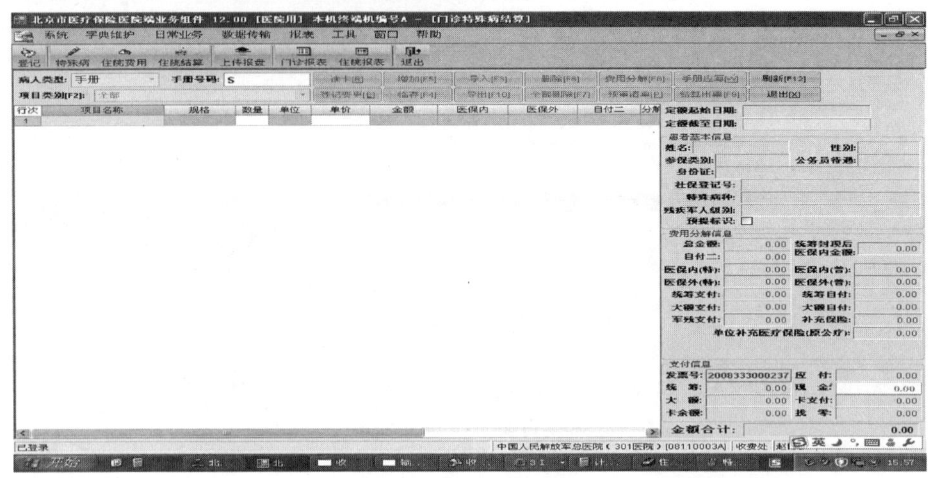

图 10-15　《北京市医疗保险医院端业务组件》的“特殊病”模块

（三）门诊特殊病费用结算流程

在《北京医保接口程序》中“结算信息处理”的“门诊特殊病结算信息更新”模块中，提取所要更新的患者门诊号码后更新患者信息，打印门诊发票（图 10-16）。

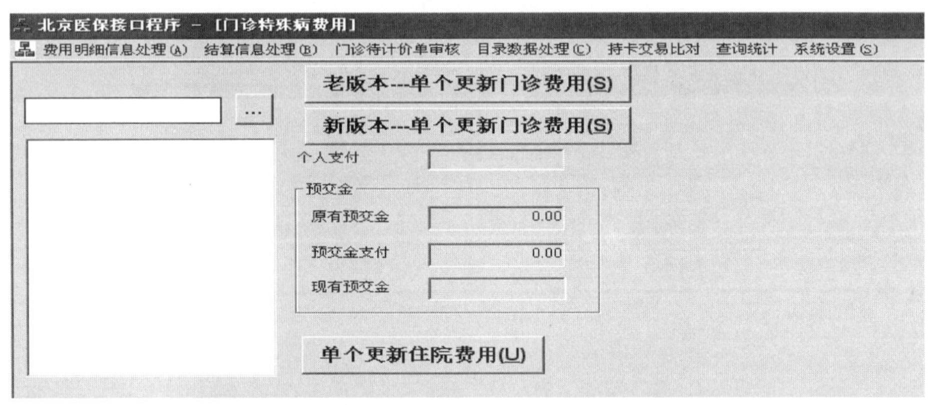

图 10-16　《北京医保接口程序》——结算信息处理”的“门诊特殊病结算信息更新”模块

第十一章 医院医疗费用结算监管制度设计运营

医院内部对医疗费用控制管理是为了提高经营管理效率、保证信息质量真实可靠、保护资产安全完整、促进法律法规有效遵循和发展战略得以实现而由单位治理层、管理层及其员工共同实施的一个权责明确、制衡有力和动态改进的管理过程。近年来，随着医疗体制改革的深入，医疗费用内控管理成为现代化医院管理的重要组成部分，因此，建立健全完善的监管制度和科学的监管流程，并采用信息化手段进行内控监管，使医疗费用结算监管更加科学化、严谨化、制度化成为现实。

第一节　医疗费用监管内涵及意义

医疗收入是医院收入的重要组成部分，也是医院货币资金来源的主要源头，更是医院内控管理的重点。随着医疗体制改革和医疗卫生事业的不断发展，在医院整体规模不断扩大和改革创新发展下，医院社会声誉不断提高，就诊患者日渐增多，医疗收费业务及现金流量逐渐加大，资金安全风险系数也随之上升。原有医疗费用内控管理体系已不能满足现代数字化医院管理需要，为提升医院科学管理水平，需加大医疗收费内控管理力度，优化相关工作流程，不断健全医疗费用内控管理制度，以实现对医疗收费行为、过程的全面监督，确保医院收费资金的安全与完整。

一、医疗费用监管概念

医疗费用监管，即医疗费用内部控制与监督管理（又称内控管理），是指医院为了保护在医疗费用结算过程中资金和票据的安全、完整，确保有关法律法规和规章制度及单位经营管理方针政策的贯彻执行，避免或降低财务风险，提高经济效益和管理效率而实行的一系列的管理方法、措施、规范。

内控管理是企业为了实现经营管理目标，保证业务活动有效进行和资产安全与完整，确保法律法规和规章制度及企业经营管理方针政策的贯彻实施，通过防止、发现和纠正错误，实现对管理目标有效监督而建立的内部管理相互制约机制。

二、医疗费用监管意义

随着医院信息化建设加速发展，通过医院信息系统数据采集整合医疗收费数据信息，通过网络平台及时展示医疗费用内控管理情况，做到事前预防、事中控制、事后分析，变静态管理为动态管理，确保医疗收费数据的可靠性、及时性、完整性和法规性，提高内控监管精确性和高效性，确保医疗收费准确完整上交。加强医疗费用结算内控管理对健全收费规章制度，提升结算员遵纪守法、廉洁自律等自身素质，杜绝违法犯罪事件发生至关重要。

三、医疗费用监管特点及范围

（一）医疗费用监管主要特点

1. 范围广　涉及全院各科室医疗收费。

2. 资金数额大　是全院医疗收入的主要部分。

3. 项目多　涵盖医疗收费、票据、印章、周转金、退费审核、人员管理等多方面。

（二）医疗费用监管范围

1. 医疗收费现金额变化与流动的监督管理。
2. 票据使用规范、合理性管理。
3. 印章保管、使用规范管理。
4. 周转金数额与存放的规范化管理。
5. 退费规范制度执行与退费流程科学性。

第二节　医疗费用监管制度设计理念与监管流程

规范严谨的医疗费用监管流程能够确保有关法律法规和规章制度及单

位经营管理方针政策的贯彻执行，保护医疗费用结算过程中资金和票据的安全、完整，避免或降低财务风险，提高经济收益和管理效率。

一、医疗费用监管制度设计理念

医疗费用内控管理对象是与医疗收费业务相关联的部门，如挂号室、门诊收费处、出院结账处等（图 11-1）。

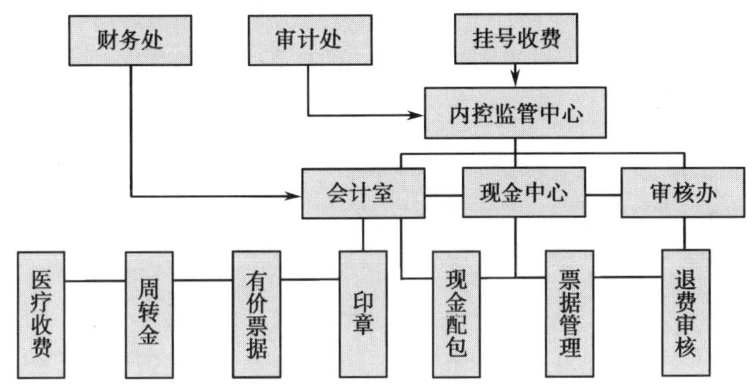

图 11-1　内控管理组织结构图

组织结构相关管理部门包括：①院级，即院领导；②部级，即医务部、院务部；③相关所处，即医院管理研究所、财务处；④主管部门，即挂号收费科。

挂号收费科医疗费用监管中心全面负责对医疗收费行为进行内控监管。内控监管实行三级复核制，主管部门负责人总体统管监控，分管业务负责人组织监管，内控监管中心及会计室负责具体组织实施。主要负责医疗收费交款交账管理、周转金管理、银行有价票据、医疗收费票据以及印章管理。其中退费审核主要包括：医嘱划价审核、门诊以及出院退费票据审核等。

二、医疗费用监管流程

（一）收费票据管理流程

票据管理属于财务管理的重要组成部分，根据国家财政部、总后勤部《军队票据管理规定》和《关于进一步加强军队票据管理的通知》精神，为加强医院票据管理，结合医院实际，解放军总医院制订了票据申购制度、票据保管领用制度、票据使用管理制度、票据核销制度等。

票据的内部控制实质是医院收入的控制，主要包括票据的完整性、安全性、正确使用等。

1. 收费票据的定义及其分类　票据是指医院在业务往来结算，在价拨装备、被装、物资、器材，提供服务等非经营性经济活动中，开具的收款凭证是医院财务收支的法定凭证和会计核算的原始凭证。票据分为门诊医疗收费专用票据、住院医疗收费专用票据及其他凭据。

2. 收费票据管理流程

（1）票据印制管理：通用收费票据和往来票据由总后勤部财务部统一印制，财务部门向总后勤部财务部申请购领。其他收款票据的印刷由财务部门统一按照规定的格式、数量、起止号码承印。

（2）票据购领管理：医院使用的通用收费票据和往来收费票据，由单位财务部门每年向总后勤部财务部申请统一购领。

内控监管中心人员根据本年度票据使用情况，每年定期向汇总会计提请计划申购票据数量，再由汇总会计上报科室，由科室向财务处上报购领。本年度终领取下一年度门诊、住院医疗收费票据及挂号诊疗定额票据。

购领票据后，单位财务部门对票据的种类、数量、起止号码认真核对后登记入册。

（3）票据申领管理：票据使用单位向单位财务部门申领票据，申领票据时必须持原票据存根，并按要求填写票据号码清单，经财务部门确认无误，在票据存根上加盖“票据注销专用章”方可申领。

（4）票据的发放和使用管理：票据发放与管理由科室内控监管中心人员具体负责。内控监管中心人员应认真做好票据发放与登记工作，使用根据票据种类设置有领用日期、箱号、起止号码、数量、领用人姓名等栏目的票据领用登记本，详细反映票据的领用情况。同时为票据的核销提供可靠依据。

票据使用人员必须按照领取的票据号码从小到大连续使用，不得私自转借他人使用。每日对已使用过的票据存根联按顺序捆绑整齐上交内控监管中心，退费票据放在最上面；作废票据必须收据联和存根联整份回收。

（5）票据核销管理：内控监管中心人员在核销登记簿上按已排好的收款员姓名进行查找登记，核对当日登记票据首序号与前一日登记票据末序号是否连续；核对实有票据使用总数与结账单显示票据使用数是否相符，作废票据是否齐全、复核退费。如有票据不全和（或）丢失空白发票的，查明原因，上报科室，按规定进行处罚，确保票据合法合规地使用。

（6）票据存放管理：票据应存放在专用区域，并保障其存放安全，内控监管中心设专人负责定期和不定期检查票据存放情况，防止票据被盗、丢失及霉烂，保证票据安全。

（7）票据销毁管理：票据销毁按上级要求严格执行。票据存根上交单位财务部门，财务部门按《中国人民解放军会计档案管理办法》规定的保管期限列册保管，保管期满的票据存根，报上级主管部门批准后，予以销毁。票据使用单位不得自行销毁票据存根。

票据管理示意图见图 11-2。

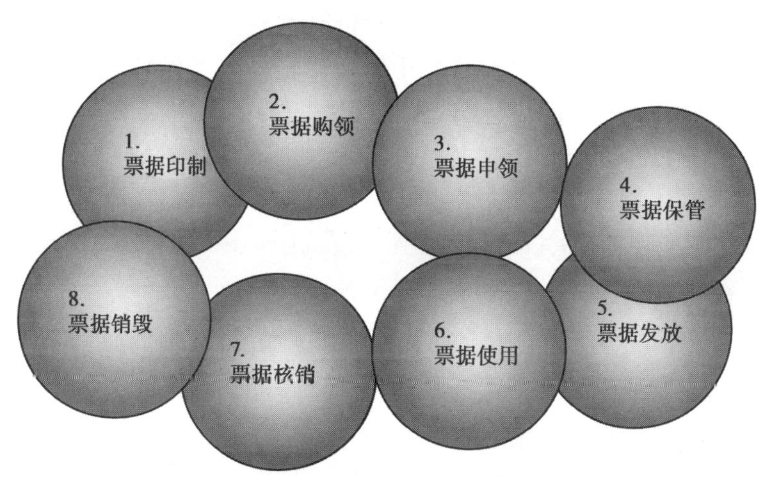

图 11-2　票据管理示意图

（二）印章管理流程

为保证医院印章、介绍信使用的合法性、严肃性和安全性，有效地维护医院利益，杜绝违法、泄密等行为的发生，加强印章管理是医疗费用内控管理的重要组成部分。

1. 印章种类　根据印章用途分为医疗收费专用章、医保结算专用章、军人计价章、诊断证明专用章及出生证明章等。其使用范围分别是：①医疗收费专用票据和处方、检查化验申请单加盖医疗收费专用章；②军人计价处方、检查化验申请单加盖军人计价章；③患者诊断证明和出院介绍信加盖诊断证明专用章；④医保纸介加盖医保结算专用章；⑤出生证明书加盖出生证明章。

2. 印章管理流程 印章管理的任何一个环节放松均可导致重大危害，故每环节均应依规管理。

（1）印章刻制管理：印章印制前首先向院务部提起书面申请，经批准后，方可刻制。

（2）印章备案管理：新印章要做好戳记，根据印章种类设置有领用日期、印章号、数量、领用人姓名及印章存根等栏目的印章领用登记本留样保存，并在北京市公安局备案。

（3）印章日常管理：印章保管须有记录，注明印章名称、颁发机关、枚数、收到日期、启用日期、领取人、保管人、批准人、图样等信息；印章保管必须安全可靠，专柜专锁保存，特制印章要放在保险柜内。印章要保存在办公室或随身携带，不准委托他人代管；印章保管有异常现象或遗失，应保护现场，及时汇报，配合保卫部门查办。

（4）印章的交接管理：印章交接须按规定办理移交手续，填写制式移交表格，注明移交人、接收人、监交人、移交时间。

（5）印章停用管理：印章停用要提出停用理由，报经院务部审批，及时将停用印章送至制发机关封存或销毁，并建立印章上交、清退、存档、销毁的登记档案。

（6）印章使用管理：使用印章，一律严格执行各项管理规定，加盖印章前，审核所盖材料的真实性及内容合法性。用印人有监督审核的职能，凡不符合用印要求的，均应拒绝盖印。

（三）周转金管理流程

周转金是指为收费员配备的用于收费找零所用的一定数额的不同面值的现金。周转金数额由具体岗位收费需求决定。

1. 周转金管理的现状 周转金因不同工作岗位其数额不同，多则数万元，少则数千元。周转金惯用管理模式为由收费员自己保管，这种管理模式方便岗位人员上岗使用，即随时上班，随时使用。但这种管理模式存在着很大的资金安全隐患，主要表现在以下两个方面：①个人保管周转金，相当于收费员手中长期拥有这些现金的使用权，也就为利用职务之便，将公款挪为私用，提供了可能；②随着医院工作制度的不断改变，员工流动性逐年增大，临时聘用人员已成为科室员工主流群体。如果监管稍有疏忽，员工携款离岗成为可能，将会为医院带来不必要的损失。

为解决上述弊端，科室改变原有管理模式，对周转金进行了统一管理，即下班交回周转金，上班前重新领取。这种模式的管理，彻底杜绝了原周转金管理的不当之处。

2. 周转金管理流程

（1）设“夜间金库”改变原有交款方式：设立所谓“夜间金库”就是根据原有账款交接流程结合银行交账方式，改革收款员直接与银行“一对一交接清点”模式。通过“分通道邮筒式保险柜”以分类封包投递形式进行“集中化金库管理”，对账款、周转金统一交接，统一保管，有效节省收款员交接等待时间，大幅度提高工作效率。设立“夜间金库”有降低人员交接风险的优势。通过建立现金中心，将周转金进行统一管理，解决交款交账、周转金领用风险，缩短交账时间，同时提高了效率。

（2）引入银行“净身上下岗”管理制度，保证收款员医疗收入日清日结，资金及时回笼，颗粒归仓，杜绝资金安全隐患。

通过成立现金中心，改变国内医院收费原有周转金领用方式，根据岗位需求，配备相应周转金额度，实行周转金上岗领用，下岗交回，现金中心人员对所有发放出去的周转金进行回收清点；确保每日公共周转金的安全使用与收回。

（3）周转金领用流程管理：每日收款员将数额准确、配零齐全的周转金按班次领用，并在“周转金领用登记表”上签字（表11-1）。签字时注明班次和领用周转金包个数。班次结束，收款员结账后将当日所收医疗款、领用周转金（包括周转金配零交接明细表，表11-2）及收费票据分别投入专用“邮筒式保险柜”内，现金中心人员每日对周转金包回收清点。内控监管中心人员负责定期抽查清点周转金使用情况。

表11-1 周转金领用登记表

年 月 日

序号	岗位	领取金额	领取人	领包个数	备注
1		3750.00			
2		3750.00			
3		3750.00			
4		3750.00			
5		3750.00			

表 11-2 周转金配零交接明细表

调整配发	币值	100	50	20	10	5	1	0.5	0.1	
	数量	0	25	50	100	50	200	50	250	合计金额
实际上交	金额	0	1250	1000	1000	250	200	25	25	¥3750.00
	数量	24	13	0	49	9	145	0	200	合计金额
标准差异	金额	2400	650	0	490	45	145	0	20	¥3750.00
	数量	24	-12	-50	-51	-41	-55	-50	-50	合计金额
结算会计	金额	2400	-600	-1000	-510	-205	-55	-25	-5	¥3750.00
			日期					领款人		

（4）周转金配发流程管理：根据不同岗位收款员日工作量，测算周转金配发额度及不同面值比例。如门诊收款员周转金定为3750元，住院结算员周转金定为20 000元。周转金配发由专人统一进行。具体流程如下：

第1步：每日将收回的周转金包从邮筒式保险柜取出，清点收回包数，并与前一日发出包数进行核对。

第2步：将收回的周转金逐一拆包清点，按照收款员上交的周转金面值张数填写交款单。

第3步：将当日收回的周转金所有钱款进行汇总，填写配零平衡表（表11-3）计算总金额，并利用公式计算当日收回包数总金额，核对是否一致。

第4步：预先计算汇总周转金各面值可配发人数，再根据实际收回包数计算剩余需要配发人数出库金额及各面值出库数量。

第5步：对出库钱款根据设计好的周转金各面值标准配发数量进行分零。

第6步：将配好的周转金与打印好的标配清单捆绑好封包。

第7步：将配零出库剩余钱款汇总入库，计算入库金额，做到出入库金额一致，配零正确，如不一致查找原因。

第8步：配零结束后，为一层窗口人员换取零钱。

每日配包结束，记录领包未登记人员，周转金上交长、短款人员以及封包投递差错人员，通报过错人核实情况，每周上报科务会。差错金额20元以上的上报科室，按科室规定进行处罚。

表 11-3　配零平衡表

年　月　日

收包 3750 *　　　=	
汇总	出库
100	100
50	50
20	20
10	10
5	5
1	1
0. 5	0. 5
0. 1	0. 1
合计：	合计：
回库	备注（长短款情况）
100	
50	
20	
10	
5	
1	
0. 5	
0. 1	
合计：	

（四）退费审核管理

1. 医疗收费退费审核管理概念　退费审核是指以医疗收费票据、有价票据、周转金为审核对象，采用规范化的内控审核管理流程，保证科室符合遵规守纪的经济运营安全，降低财务风险，从而实现科室内部自我协调、制约和监督的控制管理系统，防止非规范的收费和错误退费及非法退费的发生，确保退费操作的合法性，保证患者和医院利益不受损失；通过审核，规范收款员的医疗收费行为，及时发现错误，堵住可能发生的医疗收入漏洞。

2. 医疗收费退费审核管理

（1）退费票据审核：审核人员应每天审核交上来的所有票据，审核每张退单上打印的内容（姓名、金额、项目、医师工号、日期等）与原始凭单的内容是否一致。

（2）退费原因审核：收费系统与部分科室已联网，如果已确认完成的治疗或检查，收费员无权退款，需要退费项目需要执行科室负责人在门诊退费审批表签字证明。对于还没与收费系统联网的科室，票据审核人员应抽查相关的退废票据到相应的科室核查，是否没有发生检查或治疗，以防止收费人员与交款人串通的不当行为发生。

第三节　医疗费用监管职能与评价

一、医疗费用监管职能

医疗费用监管主要从对窗口人员业务监管和为医疗收费运行提供安全保障等方面行使职能管理。

（一）实现对收费相关人员的有效监督和考核

健全的医疗费用监管制度，合理的考核奖惩制度，激发岗位人员工作热情，有利于整个医疗收费效率稳步提高。随着信息化改革的发展，将现有考核体系进一步升级、细化，使之更加具有时效性、可操作性和广泛性。

（二）确保医疗收费的真实性和准确性

通过网络信息平台真实地反映医疗收费运行情况，及时发现和纠正各种错误和弊端，从而保证内控管理信息真实性、准确性和及时性。同时向医院管理者提供了解过去、控制当前、预测未来、改进和完善内部控制制度的必要依据。

（三）为医疗收费相关人员提供良好的相关保障

通过信息化手段及时、准确了解收款员医疗收费行为和工作量及票据使用情况，为医疗收费相关人员做好相应服务保障工作，减轻其劳动负担，提高工作精准性和高效性。

二、医疗费用监管评价

为了能保障医疗收费任务的安全运营，加强医疗费用监管评价十分必要，通过信息化等手段的实施，为科学的评价提供了可能。

（一）机打票据全面实施规范了票据使用管理

为进一步严格军队票据管理，规范军队票据使用，根据国家、军队相关政策法规，针对近两年打击票据违法犯罪活动中发现的新情况新问题，财政部、总后勤部修订印发了《军队票据管理规定》。修订后的《规定》重新划分了票据种类和适用范围，明确了票据领购渠道及程序，规范了票据印制、核发、领购、使用、注销和销毁，充实了票据信息化管理的内容，提出了军队单位应当使用全军统一的信息管理系统，全面使用机打票据的要求。

为确保《规定》的贯彻落实，解放军总医院研制开发《军队票据信息管理系统》，利用信息化技术手段对军队票据管理和使用的各个环节进行全程管控。在票据的使用上全面施行了机打发票。

（二）票控盘使用强化了票据使用监管

票控盘是指由总后勤部监制的电子票据储存器。主要作用是储存医疗数据，对票据的规范使用起到了监管作用。

1. 票控程序的使用　通过 USB 口，连接票控盘，红色指示灯亮，电脑任务栏出现绿色箭头，表示连接正常。

登录收费程序后，以相同用户名及密码登录票控程序选择收费代码，033 为门诊收费，034 为出院结算；

使用中做到“三号一致”，即票控盘内显示当前票据序号、当前实际使用发票红色序号、收费程序当前收费票据序号一致。

2. 票控程序的管理　监管中心专人负责票控盘统一管理。每年度期初，送交辅助盘到财务处专管人员处进行新票授权。

在票据辅助程序的菜单栏选择票据发放，按照弹出窗口提示进行勾选及票据号段的录入，点击“下一步”直至完成。

每月月末，所有票控盘需进行数据接收并向财务处进行数据抄送，并按季度由财务处专管人员进行季度授权。

3. 票控盘使用监管　根据总后票据改革管理要求，使用票控盘进行同步票据监督管理，需要做到“三号一致”。

在票据使用过程中，出现以下现象，上报科室考评，提请扣罚奖金：①肆意不使用票控盘进行收费行为的；②私自拆借发票，交叉使用票控盘的；③票据未顺序使用，出现错号、乱号、漏号现象的；④发票上打印的票据序号与票据红号不一致或在专用发票上未打印出票据序号信息超过5笔以上，操作人员未发现的。

（三）医疗收费票据监管优化

目前解放军总医院医疗收费票据监管采用人工登记发放、人工清点核销的办法。此流程因费时费力，且无法实时监控票据使用情况，已不能满足现有工作需要。为优化医疗收费票据监管流程，提出票据管理流程网上电子管理：

第1步：领用人根据需要在票据管理程序提出申请。

第2步：审核办人员在收到申请后，按申领信息进行发放，并在程序中完成发放信息输入，领用流程即可完成。

第3步：领用人在进行收费或结算时，根据收费（结算）程序提示录入当日使用的最后票据号码。

第4步：收费系统根据当日票据开出情况进行自动核销。

第5步：审核部门根据上交票据完成最后复核，并在程序中进行票据核销确认。

第十二章

医疗收入账务管理

第一节　医疗收入账务管理内涵与目标

一、医疗收入账务管理概述

（一）医疗收入的概念

医疗收入是指医院开展医疗服务活动，按照国家现行规定的医疗服务项目和物价部门制订的收费标准所取得的收入。医疗服务是医院业务工作的主体和中心，在开展医疗业务活动中，医务人员借助各种医疗手段和专业技术为患者进行各种检查、检验、治疗和服务，包括在门诊和住院期间所进行的一系列医疗服务活动。

医疗收入按服务提供地点，可分为门诊收入、住院收入。按收入性质可分为劳务性收入、检查类收入、设施类收入、药品及卫生材料收入等。

（二）医疗收入账务管理概述

医疗收入账务管理是对医院医疗收费现金流、医疗收入债权、医疗收费综合等几方面进行管理，实现对全院医疗收入进行不同层次的统计、汇总，掌握各单位医疗收入完成情况，对全院收费现金流、收入债权进行全程监控，医疗费用结算管理是其中的重要组成部分。

1. 医疗费用结算管理的概念　医疗费用结算管理是指医院收费管理部门针对已经提供的医疗服务产品，根据国家规定的医疗服务项目和物价管理部门制订的价格，进行计价、结算、资金上缴、防范费用差错、收费数据分析和保障资金安全等一系列管理活动。

2. 医疗费用结算管理的性质　医疗费用结算过程是医院提供各种医疗服务产品，按照国家有关规定和物价政策，收取的劳务所得，这一过程是医疗服务价值转为现金流的过程，这一过程使医院现金流流入和资产增产。

二、医疗收入账务管理目标与要求

（一）医疗收入与费用结算管理目标

1. 科学配置医疗资源，实现就医公平性　科学配置有限的医疗卫生资源，在具体运营管理中严格遵守国家相关法律法规，坚持医疗服务的公益性、公平性。

2. 降低医疗服务成本，取得合理收益　医疗服务是特殊商品，在提供优质服务产品的同时，将医疗收入应收尽收，降低医疗服务运营成本，为医院运行提供生存与发展的财务资源，以使医院能够生存与发展，持续经营。

3. 医疗收入全要素管理，确保资金安全　医疗收入与费用结算账务核算要规范有序，确保各工作层面、各工作流程和各运行节点的资金安全。

（二）医疗收入与费用结算基本要求

1. 严格遵守国家有关政策法规　医疗服务的特殊性决定了政府对其服务项目和价格进行严格管理，其目的是通过制定相关政策法则，将医疗服务收费纳入法制化、规范化管理范围，确保医患双方的合法权益，为建立和谐医学生态环境奠定良好的基础。只有严格遵守国家相关政策法规，才能保障医院的医疗服务收入合法和合理。

2. 严格作业守则，维护医院与患者的双重权益　医疗收入和费用结算工作涉及医患双重权益，这要求医疗费用结算管理部门要严格执行作业规则，规范操作流程，对医疗服务项目、价格、结算行为实现透明化管理，使患者明明白白就医，清清楚楚缴费。

3. 严格执行财务制度，确保资金安全　大型公立医院医疗收入有明显的特点：①服务收入的现金流数额大；②患者费别差异大；③医疗费用生成过程复杂，涉及多部门、多流程、多层次复合交叉。因此，导致医疗费用结算管理工作十分繁重和复杂，存在安全隐患，这是医疗费用结算管理工作的核心，各级领导和医疗费用结算部门要规范管理流程，采取有效防范措施，确保资金安全。

第二节　医疗费用账务管理

一、账务汇总管理

账务汇总管理就是出纳（以下称为汇总会计）对收款员当天实际上交银行的各种资金凭证与医疗款项资金进行汇总、复核、平账的管理过程。账务汇总管理工作主要包括当日医疗费用结算资金的缴存、医疗结账单据的汇总、银行有价票据存入及银联POS机刷卡单据的复核、编制现金日报表。

医疗费用结算的支付方式包括现金、银联POS刷卡、银行支票以及电子汇款等。医疗费用结算资金管理的对象包括库存现金、银行存款、有价票据抵现、应收账款等。其中，现金管理包括医疗收入的现金管理、周转金管理及库存现金的查账复核；银行存款包括支票、汇款、银联POS刷卡款项及银行专线的管理；应收账款包括应收医保统筹金、医保拒付、医保结算差额。

（一）账务汇总管理原则

1. 收付合法原则　医疗单位在收付现金时必须符合国家的有关方针、政策和法规、规章。包括两层涵义：①现金的来源和使用必须合法；②现金收付必须在合法的范围内进行。

2. 内部牵制原则　医院负责管理现金的汇总会计不得兼管收入、支出、债权债务账簿的登记工作、稽核工作和会计档案的保管工作；负责账务处理的会计人员，不得兼管出纳账登记、现金收付和库存现金保管工作。

3. 收付两清原则　医院为避免在医疗现金收付过程中发生差错，防止收付发生长款、短款，规定现金清点时要做到双人复核，采用银行上门封包服务的单位由汇总会计与银行交接人员共同负责款项票据汇总，确保医疗款项到账准确、无误。

4. 日清日结原则　日清日结是汇总会计办理现金汇总工作的基本原则和要求，也是避免长款和短款的重要措施。即对每天发生的医疗现金收付业务，要记入现金日记账，结出每天的库存现金余额，并把账面现金余额与实际库存现金余额核对，保证账实相符。

（二）账务汇总管理范围

医院账务汇总管理范围主要包括医疗费用结账凭证统计汇总、医疗款项资金缴存、银行有价票据和财务专用印章管理。

1. 结账凭证统计汇总　医疗费用结账凭证包括挂号结账交款单、门诊结账交款单、住院医疗收入结账交款单、预交金收入交款单等。

（1）挂号结账交款单：挂号结账交款单是会计结账的凭证，是属于门诊结账交款单的一种。挂号收入包括挂号费、诊察费，病历本等费用。

（2）门诊结账交款单：门诊收费窗口每日工作结束，结算会计需结账汇总门诊医疗收入，汇总会计要将所有收款员结账票据收齐，分类统计，并在现金日报表中体现。为了使统计时间统一，要规定窗口结算时间，及票据上交时间。

（3）住院医疗收入结账交款单：住院收费窗口每日工作结束，结算会计需结账汇总住院医疗收入，要日清日结，汇总会计要将住院医疗收入汇总，按照支付方式进行核对，数据要体现到现金日报表中。

（4）预交金收入交款单：门诊、住院结算窗口均需上交预交金收入交款单，预交金是医院根据治疗需求而让患者预先缴付用于住院期间医疗费用的押金款项。

2. 医疗款项资金缴存　医疗款项包括库存现金、银行存款、POS、银行专线、银行有价票据等。汇总会计与银行上门人员对医疗款项的管理需要设置专人、专地和特定时间。

3. 银行有价票据管理　账务汇总管理中的有价票据指的是银行有价票据，具体指银行各种有价票据、内部有价票据、银行往来票据。其他有价票据由内控监管人员专门负责。

4. 财务印章管理　财务印章包括医疗收费类印章、医疗收费证明专用印章、军人计价章及法人印章，通过信息化手断，对印章领用情况进行统一管理，使用可控。

（三）账务汇总管理内容

1. 收款员交账管理　收款员在当日班次终了进行结账汇总累计，核对交款明细，进行银行缴存确认，打印当日交款结账单并签章（结账单显示当日交款明细：如现金、收款支票、刷卡、抵现票据、领条、POS 手工退卡款、汇票、退款支票等）；捆钱封包，收款员根据结账明细单进行捆钱；捆钱要求准确、封包密实，按规定收款时间交账。

2. 银行交接管理　收款员每日结账后，打印当日结账单并填写交账公式计算当日应上交医疗款项金额。同时，按照实际捆绑上交款项填写现金交款单。将交款单与上交医疗款项捆绑后分别装入配发的交接专用袋中，投入邮筒式保险柜对应的投递口。银行在次日早9点和晚6点会上门开库对医疗款项进行集中清点。汇总会计与银行上门收款人员进行交款包数交接，监督银行锁箱，银行上门人员根据当日交款总额开具收款业务单。

3. 编制现金日报表　汇总会计对收款员当天实际上交银行的各种资金凭证与医疗收费结账单据进行汇总、复核、平账时，通过当日现金汇总、银行有价票据存入及POS机刷卡对账，编报现金日报表。当日所有账务记账完毕，核对“经费平衡表”是否平衡，并与现金日报表上的“库存现金”一栏进行核对，必须保证数据一致（表12-1，彩表见书末）。

4. 票据汇总管理　收款员将当日结账的记账凭证类票据和收费发票底联分开捆绑，分别投入记账凭证投递口和周转金投递口。汇总会计统一核对、收取并汇总票据，审核票据由监管中心人员进行收取、核销。收款登记员于当日第一时间将所收票据交与汇总会计，完成当日账款交接工作。汇总会计在每天规定时间与银行上门服务人员共同完成当日收款、退款及有价票据的存入，支付等；签收核对各种银行票据回单，每日将结账凭证及现金日报表与账务会计进行交接。

5. 复核现金日报表　账务会计当日所有账务记账完毕，核对“医疗收入日报表”是否平衡，并与现金日报表上的“库存现金”一栏进行核对，必须保证数据一致。医疗收入日报表如图12-1所示。

6. 记账凭证管理　账务会计记账完毕后生成出纳账，装订每日记账凭证和原始单据，封箱保管，每月月底统一打印装订出纳版。

7. 金库管理　金库管理也就是使用分通道邮筒式保险柜对资金进行封闭式全程监控管理，它改变了原有周转金由收款员自行保管、银行医疗款项和医疗票据逐一点对点交接的管理模式，确保资金使用安全性，降低现金、票据管理的潜在风险，并有效提高了工作效率。分通道邮筒式保险柜突破了保险柜领域传统设计，改变了单一保险柜、一个路径存取物品的固有模式。为创新改革医疗款项交接模式提供有效保证，可实现收款人将现金和票据从不同投放口放入不同的柜腔体中，再由银行人员和会计等分别打开不同柜腔体上的柜门，取出现金和票据，新型保险柜为管理工作提供更安全、更方便、更快捷的管理方式与流程。具体包括两种模式：夜间金

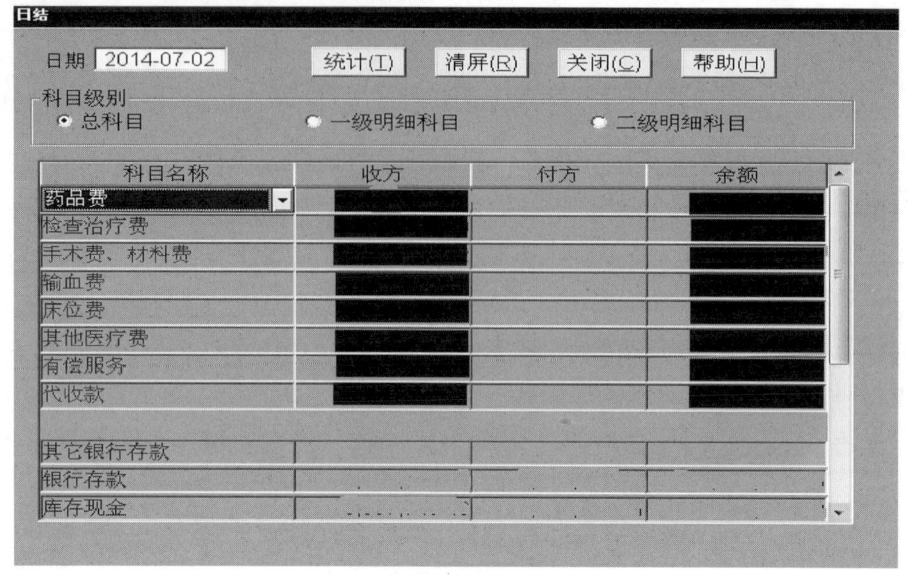

图 12-1　医疗收入日报表

库管理、嵌入式柜台保险柜管理。

（1）夜间金库管理：所谓“夜间金库”是以收款员“上岗不带入个人钱款、离岗不带出公款”的管理目标为出发点，以传统邮筒信件投递方式为启发，由解放军总医院自主设计研发的分通道邮筒式保险柜（已成功申请国家专利），以分类封包投递的形式对收款员当日的医疗现金收款、周转金及记账票据进行分类投递和集中化管理。

目前，分通道邮筒式保险柜设有 3 个投递口，分别用于记账凭证类票据、周转金和上交医疗款的投递。记账凭证类票据采用单锁柜门，由汇总会计保管钥匙，每日定时收取；周转金和上交医疗款均采用双锁柜门、双人双开的形式，周转金柜门由监管中心人员保管钥匙，银行医疗款由监管中心人员监督银行上门交接人员在监控器下进行现金包数的清点等工作。

（2）嵌入式柜台保险柜管理：为进一步简化交款流程，确保资金和人员安全，在分通道邮筒式保险柜的基础上，又创新提出嵌入式柜台保险柜管理理念，即把压缩版分通道邮筒式保险柜分别放置于每一收款员柜台内，收款员可实时将收到的现金投入嵌入式保险柜的现金投递口内，该保险柜还具有自动点钞功能，可随时查看交款数额。收款员每日工作结束后，将医疗票据和周转金分别投入柜台保险柜相应的柜腔内，待银行上门取款人员和医院监管人员共同开启柜门，取走医疗款项和票据。

8. 周转金管理　周转金管理主要分为3部分，周转金回收、周转金清点、周转金领用。

收款员每日下班结账后将所持有的周转金按照实际面额数量填写交款单后投入邮筒式保险柜周转金投递口中。现金监管中心人员每日早8点开库清点包数，核对是否与前一天发放数额一致。包数核对无误后，对周转金进行集中清点，集中配零。根据门诊与住院周转金使用情况和周转金配零交接明细表，对住院采用差额补充法，门诊则采用汇总配零法。收款员每日上岗前领取周转金，并签字登记确认。现金监管中心人员将次日需发放的周转金固定包数和周转金发放表统一交给门诊值班收款员，由其负责每日周转金的发放、监督和登记工作。

二、会计账务管理

（一）会计科目设置

1. 科目设置原则　医疗收费会计科目的设置要符合会计原理的基本要求，符合国家和军队医院财务政策法规，满足公立医院和军队医院财务管理的需要，并与会计机构、会计人员及会计任务相适应；科目简单明了，与核算内容相一致，保证科学、简便、实用。现行总分类科目和部分明细分类科目的名称、编号及核算内容由总部统一规定，必须严格执行，不得随意增加、合并或更改科目名称、编号，调整核算内容；各单位自行设置的明细分类科目，必须符合上级规定要求。

2. 会计科目分类　会计科目分为4大类：资产类、负债类、收入类和支出类：

（1）资产类科目：包括银行存款、库存现金、应收医药款、应收医保统筹金、其他应收款、收费周转金等。

（2）负债类科目：包括预交金、暂收款、其他应付款、医保周转金等。

（3）收入类科目：包括药品费收入、检查费收入、手术治疗费收入、利息收入以及其他医疗收入等。

（4）支出类科目：包括军人计价支出、坏账支出、结算差额、外诊转账支出以及上交财务处等。

3. 会计科目解析　医院按照反映医疗收入的详细程度不同，划分为总分类科目和明细分类科目。总分类科目是对会计对象进行的总括分类，提供总括指标；明细分类科目是对总分类科目所属经济内容进行的详细分类，提供明细指标。总分类科目控制明细科目，明细科目是总分类科目的补充说明。

（1）库存现金：本科目核算单位库存现金。医院内部各部门周转使用的备用金，不在本科目核算。现金收入，借记本科目，贷记有关科目；现金付出，借记有关科目，贷记本科目，期末借方余额，反映医院实际持有的库存现金。如有外币业务收付，应折合为人民币记账。本科目设置现金日记账进行序时核算。

（2）银行存款：本科目核算单位存入银行的活期存款。医院将医疗款项存入银行，借记本科目，贷记库存现金等科目；退付患者医疗款时，借记库存现金等科目，贷记本科目，期末借方余额反映实际活期存款数。如有外币收付业务，应折合为人民币记账，同时分别设置银行存款日记账进行序时核算。

医院收入的一切款项，除国家另有规定的以外，都必须当日上交银行；一切支出，除规定可用现金支付的以外，应按现行有关结算规定，通过银行办理转账结算，医院应按开户银行、存款种类等，分别设置银行存款日记账，由汇总会计根据收付款凭证，按照业务的发生顺序逐笔登记，每日终了应结出余额。银行存款日记账应定期与银行对账单核对，至少每月核对一次。月末，银行存款账面结余与银行对账单余额之间如有差额，必须逐笔查明原因进行处理，并应按月编制银行存款余额调节表，调节相符。

医院发生外币业务时，应当将有关外币金额折合为人民币记账。除另有规定外，所有与外币业务有关的账户，应采用业务发生时汇率，也可以采用业务发生当月月初的汇率折合。月末，各种外币账户（包括外币现金以及以外币结算的债权和债务）的外币期末余额，应当按照月末汇率折合为人民币。按照月末汇率折合的人民币金额与原账面人民币金额之间的差额，作为汇兑损益，记入管理费用科目。因银行结售、购入外汇或不同外币兑换而产生的银行买入、卖出价与折合汇率之间的差额，作为汇兑损益，记入管理费用科目。

（3）应收在院患者医药费：医疗收入相关科目根据提供服务项目不同设置为：药品费、检查治疗费、手术费、材料费、输血费、床位费等，本科目主要核算医院因提供医疗服务而向住院患者收取的医药费。

医院向住院患者收取医药费时，借记本科目，贷记医疗收入、药品收入科目。住院患者办理出院手续，结算医药费时，借记现金、银行存款、预收医疗款等科目，贷记本科目；如果住院费用大于预交金，按预交金额，借记预收医疗款科目，按补交金额，借记库存现金、银行存款科目；补交金额不足，按欠费金额，借记应收医疗款科目，按发生的医药费总数，贷记本科目。本科目期末借方余额，反映尚未办理结算的住院患者医药费。

本科目按在院患者设置明细账。

（4）应收医疗款：本科目核算医院因提供医疗服务而应向门诊患者和出院患者收取的医疗款。医院发生门诊患者欠费时，借记本科目，贷记医疗收入、药品收入、其他收入科目。医院与住院患者办理出院手续结算医药费时，如果发生住院患者欠费的情况，按预交金数借记预收医疗款科目，按补交金额借记库存现金、银行存款科目，按欠费金额借记本科目，按发生的医药费总数贷记应收在院患者医药费科目。医院收回门诊患者、出院患者欠费时，借记银行存款、库存现金科目，贷记本科目。经主管部门批准核销确实无法收回的应收医疗款时，借记“坏账准备”等科目，贷记本科目。本科目期末借方余额，反映医院尚未收回的医疗款。本科目应按门诊患者和出院患者设置明细账。

（5）医疗保险科目：本科目核算医院按规定应付给社会保障机构的各种医疗保险费。医院垫付的社会保障费，借记“医疗费用”、“药品费用”、“管理费用”等科目，贷记本科目；医疗保险汇款时，借记本科目，贷记“银行存款”等科目。本科目期末贷方余额，反映社会保障机构尚未回款的医疗保险费。

（6）医疗专用基金：本科目核算其他单位以汇款或拨款形式付给医院，形成具有专门用途的资金，如宋庆龄慈善基金、神华专用基金等。收到专用基金时，借记“银行存款”等科目，贷记本科目。使用专用基金时，借记本科目，贷记“银行存款”等科目。本科目期末贷方余额，反映专用基金结余。本科目应按基金类别设置明细账。

（7）其他应收款：本科目核算医院除应收在院患者医疗费、应收医疗款以外的其他各种应收、暂付款项。医院发生其他各种应收款项时，借记本科目，贷记有关科目；收回其他应收款项时，借记有关科目，贷记本科目。本科目期末借方余额，反映医院尚未收回的其他应收款。

（8）差错准备：本科目核算医院提取的坏账准备。医院按规定提取坏账准备时，借记“管理费用”科目，贷记本科目。医院按规定核销坏账时，借记本科目，贷记“应收医疗款”科目。已确认并转销的坏账损失，如果以后又收回，按实际收回的金额，借记“应收医疗款”科目，贷记本科目；同时，借记“银行存款”科目，贷记“应收医疗款”科目。本科目期末贷方余额，反映医院已提取的坏账准备。

（9）预收医疗款：本科目核算医院预收住院患者的预交金。收到住院患者预交金时，借记“库存现金”、“银行存款”科目，贷记本科目。医院与住院患者结算医药费时，如医药费小于预交金，按预交金额，借记本科目，按医药费总额，贷记“应收在院患者医药费”科目，按其差额退还患者，贷记“库存现金”或“银行存款”科目；如医药费大于预交金，按患者补交数，借记“库存现金”、“银行存款”科目，按原预交数，借记本科目，按发生的医药费，贷记“应收在院患者医药费”科目。发生出院患者欠费时，按其预交金，借记本科目，按其发生的欠费，借记“应收医疗款”科目，按其补交数，借记“库存现金”、“银行存款”科目，按其发生的医药费，贷记“应收在院患者医药费”科目。本科目期末贷方余额，反映尚未结算或尚未退回的预收款数。

（10）上交医疗收入：本科目核算本级单位向上级财务部门上交月医疗收入。每月根据银行存款实际余额，上级财务部门提出需求并开具月医疗收入往来票据，本级单位收到往来票据时，借记本科目，贷记“银行存款”。期末，本科目余额核算上交医疗收入数。

（11）医疗收入：本科目核算医院在开展医疗业务活动中取得的收入，包括挂号收入、床位收入、诊察收入、检查收入、治疗收入、手术收入、化验收入、护理收入和其他收入。本科目应按“门诊收入”和“住院收入”设置一级明细科目，按挂号、床位、诊察，检查、治疗、手术、化验、护理和其他设置二级明细科目。实现医疗收入时，借记“现金”、“银行存款”、“应收在院患者医药费”、“应收医疗款”等科目，贷记本科目。冲减收入时，借记本科目，贷记有关科目。期末，应将本科目余额转入“收支结余”科目，结转后，本科目无余额。

（12）药品收入：本科目核算医院在医疗业务活动中出售药品取得的收入。本科目应按“门诊收入”和“住院收入”设置一级明细科目，按“西药”、“中成药”、“中草药”设置二级明细科目。售出药品时，借记“现金”、“银行存款”、“应收医疗款”、“应收在院患者医药费”等科目，贷记本科目。冲减收入时，借记本科目，贷记有关科目。期末，应将本科目余额转入“收支结余”科目，结转后，本科目无余额。

（二）医疗收入账务处理

1. 会计记账原则 医院会计的确认、计量和报告应当以权责发生制为基础。即以收入、费用是否发生而不是以款项是否收到或付出为标准来确认收入和费用的一种记账基础。按照权责发生制的要求，凡是当期已经实现的收入和已经发生或应当负担的费用，不论款项是否收付，都应当作为当期的收入和费用；凡是不属于当期的收入和费用，即使款项在当期收付，也不应当作为当期的收入和费用。

军队会计采用借贷记账法，借贷记账法是以“借”和“贷”为记账符号，对每项经济业务同时在两个或两个以上相互对应的账户中，以相等的金额、相反的方向进行记录的一种复式记账法。记账规则是“有借必有贷，借贷比相等”。目前，我国政府与非营利组织会计一般采用收付实现制。收付实现制是与权责发生制相对应的一种确认基础。收付实现制也称现金制或现收现付制，它是以款项的实际收付为标准来确认本期收入和费用的一种方法。凡是在本期收到的收入和支付的费用，不论其是否属于本期，都应作为本期的收入和费用处理；反之，凡是本期未收到的收入和未支付的费用，即使归属本期，也不作为本期的收入和费用处理。

2. 会计凭证分类 用于记账的原始凭证按取得的来源不同，分为自制原始凭证和外来原始凭证两种。自制原始凭证是本单位内部在办理某项经济业务时自行填制的；外来原始凭证是同外单位发生经济往来时取得的。

（1）原始凭证分类：在医疗费用账务处理时，首先要对以下几种常用的原始凭证进行分类整理后，根据不同业务进行账务处理。

1）银行结算凭证。单位办理银行收付结算时取得的各种结算凭证，如现金收款单，现金支票、转账支票、进账单、特种转账凭证等。

2）医疗收入结算凭证。各窗口收款员每日所收医疗收入结算单据，如门诊、住院以及预交金的医疗收入结账单。

3）往来业务结算凭证。全军统一规定的军内上下级财务部门之间、财务部门与事业部门及个人之间结算经费及往来的凭证，如往来票据（收据、票据）等。

4）医疗专用基金凭证。本单位用于固定单位医疗专用基金进行暂收及付款的原始凭证。

5）其他凭证。其他能够证明会计业务发生并凭以进行账务处理的单据、表册。

（2）原始凭证审核：在分类票据时应注意原始凭证的审核，为了确保原始凭证的真实、完整、正确，财务部门必须对原始凭证进行严格审查。审查原始凭证的内容是否完整、真实、合法。审查原始凭证的手续是否完备。审查原始凭证的金额是否正确。

3. 收入账务处理　根据《中华人民共和国会计法》和国家统一的会计制度以及军队有关财务法规，合理设置会计科目。坚持“科学、简便、实用，统一、规范、稳定”十二字原则，理论上要符合会计原理的基本要求，实践上要符合军队会计的特点，满足军队财务管理的需求，并与会计机构、会计人员及会计任务相适应；科目名称简单明了，并与核算内容相一致。对原始凭证进行分类、审核后，按照不同凭证业务类型，利用账务处理系统进行账务核销。

（1）门诊、住院及预交金的账务核销及转记账：通过 HIS“收费账务处理系统”，依据所有窗口收款人员上交的当日结算单据，在系统中进行审查、核销，并核对系统汇总金额与现金日报表相应项目收入金额是否一致。核对无误后，记录凭证张数，进行“财务核销”。门诊收费转记账截图如图 12-2 所示。

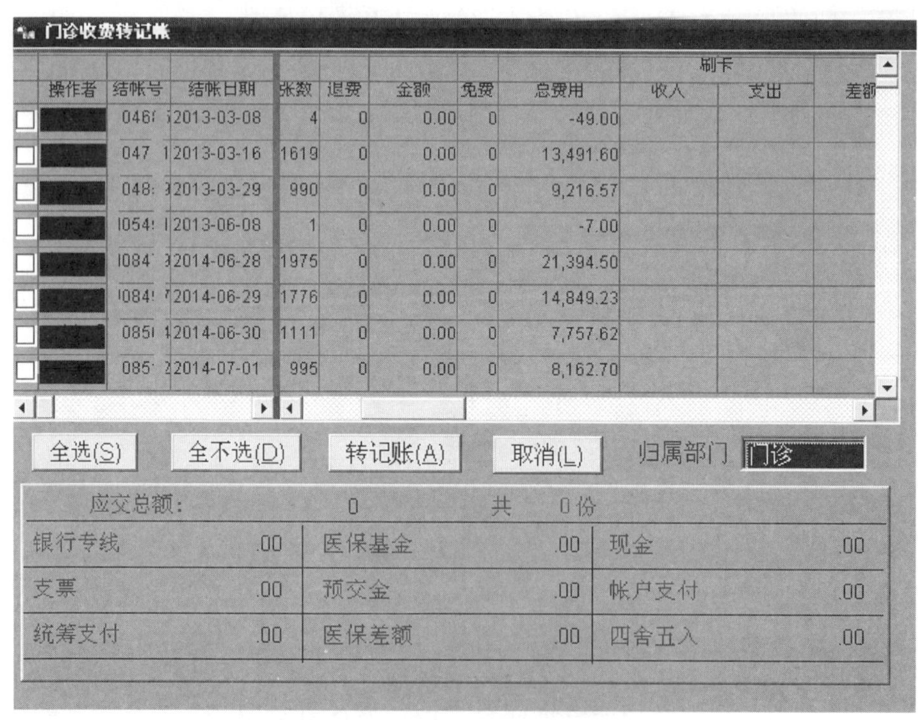

图 12-2　门诊收费自动转记账截图

（2）医疗专用基金：由相关慈善基金会进行汇款，结算住院费用时，患者需持医疗专用基金使用审批单，经收治科室签字确认后进行结算办理。入账时，设置专门科目进行核算。

（3）暂收款

1）收到患者汇款凭证时，根据“电子汇划收款回单”（银行汇款录入暂收款信息），并在凭单上记录“收据编号”，保存后打印“收汇款收据”加盖财务证明章，并打印记账凭证（图 12-3）。

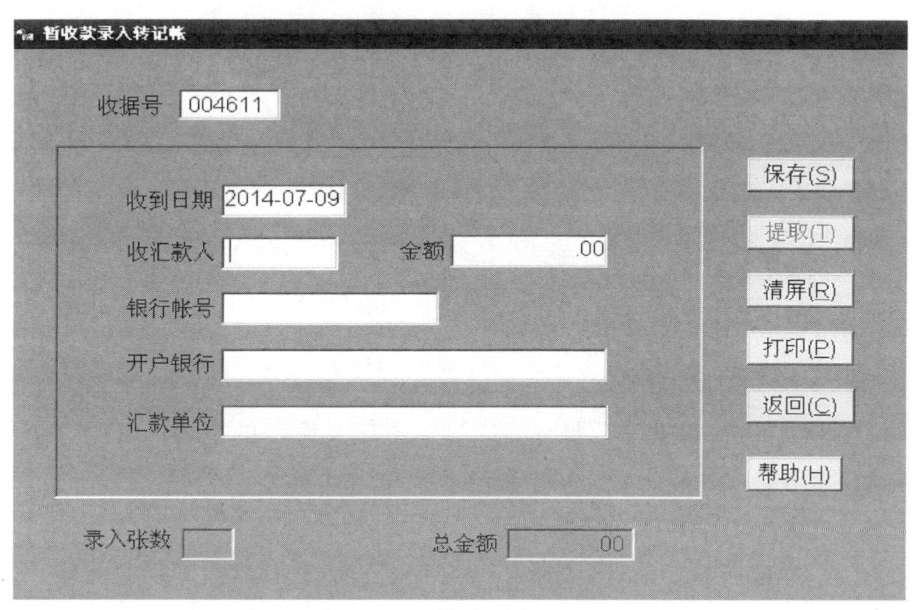

图 12-3　暂收款录入转记账

2）患者出院结算领用汇款时“收汇款收据”，对汇款收据进行核销，选择“暂收款核销转记账”，根据“收汇款收据”编号，点击“核销”后保存，并打印记账凭证（图 12-4）。

4. 专项基金管理　专项基金是指为开展特定活动，一般由社会基金会机构捐赠或总部批准设立的具有特定用途的经费，需单独设立专项基金账户。专项基金必须由专人管理，专款专用，不得挪作他用。

（1）医疗收费专项基金入账：基金会将社会人士捐助的专用基金打入医院账户，设立不同名称的基金账户，每日银行人员上门交接，将银行进账单送至会计室，总会计根据基金来源记账相应基金账户中。

（2）医疗收费专项基金领取：由患者所在科室填写《医疗专用基金费

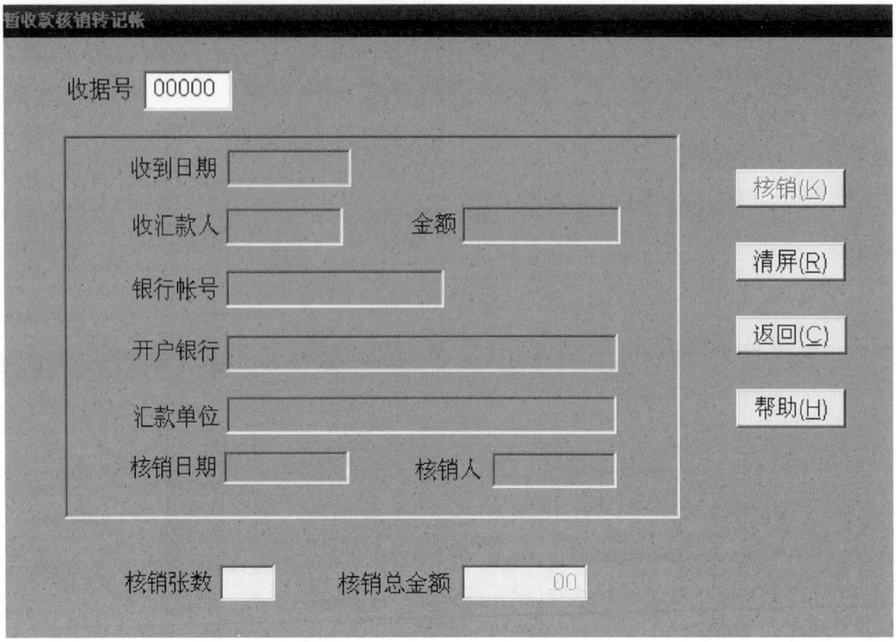

图 12-4　暂收款核销转记账

用使用审批单》，审批单上要有临床科室主任及医师的签章；由汇总会计审核该患者账户余额是否充足、审核审批单上印章是否清晰。符合规定的审批单方可生效作为抵现票据使用。

（3）医疗收费专项基金领取：窗口结算会计确认审批单信息无误，让患者签字确认，一份交给科室用于备查，一份用于交账。

三、报表管理

医疗收入类会计报表是以结算单据为记账基础，以表格为主要形式，通过一系列收入指标，反映医院各个部门主体一定时期医疗收入状况。编制会计报表是会计核算的基本方法，也是会计核算工作的重要组成部分。通过编制会计报表，医院领导可以全面掌握收入及支出动态，以便正确领导财务工作，同时也为各级领导工作决策提供可靠的基础数据。在工作中涉及的财务报表有医疗收入月报表、医疗收入经费平衡表、银行存款余额调节表、军人计价医疗收入报表、在院患者医疗收入报表。

（一）医疗收入月报表

医疗收入月报表反映的是医院在一定会计期间运营成果及月末结余分

配情况的会计报表。医疗收入汇总是单位财务部门汇总会计人员（出纳）根据主管部门布置的财务相关报表数据统计需求，进行全面、准确、真实地数据汇总统计，及时上传下达，并进行表格编制及财务分析。会计报表是以数字为主要形式，通过一系列指标体系，总结反映医院一定时间内财务状况和收支情况的报告文件（表12-2）。

表12-2　医疗收入总表

编报单位：　　　　　　　　　　　　　　填报时间：××××年××月××日

<table>
<tr><th colspan="2">项目</th><th>行次</th><th>本月数</th><th>本年累计数</th><th>备注</th></tr>
<tr><td colspan="2">实际收款总额</td><td>1</td><td></td><td></td><td></td></tr>
<tr><td colspan="2">一、医疗收入</td><td>2</td><td></td><td></td><td></td></tr>
<tr><td rowspan="17">按收费项目分类</td><td>西药费</td><td>3</td><td></td><td></td><td></td></tr>
<tr><td>中药费</td><td>4</td><td></td><td></td><td></td></tr>
<tr><td>药品服务部药费</td><td>5</td><td></td><td></td><td></td></tr>
<tr><td>化验费</td><td>6</td><td></td><td></td><td></td></tr>
<tr><td>检查费</td><td>7</td><td></td><td></td><td></td></tr>
<tr><td>治疗费</td><td>8</td><td></td><td></td><td></td></tr>
<tr><td>放射费</td><td>9</td><td></td><td></td><td></td></tr>
<tr><td>手术费</td><td>10</td><td></td><td></td><td></td></tr>
<tr><td>普通材料费</td><td>11</td><td></td><td></td><td></td></tr>
<tr><td>特殊材料费</td><td>12</td><td></td><td></td><td></td></tr>
<tr><td>血费</td><td>13</td><td></td><td></td><td></td></tr>
<tr><td>血费加价费</td><td>14</td><td></td><td></td><td></td></tr>
<tr><td>床位费</td><td>15</td><td></td><td></td><td></td></tr>
<tr><td>护理费</td><td>16</td><td></td><td></td><td></td></tr>
<tr><td>陪住费</td><td>17</td><td></td><td></td><td></td></tr>
<tr><td>卫生费</td><td>18</td><td></td><td></td><td></td></tr>
<tr><td>取暖费</td><td>19</td><td></td><td></td><td></td></tr>
</table>

续表

<table>
<tr><th colspan="2">项目</th><th>行次</th><th>本月数</th><th>本年累计数</th><th>备注</th></tr>
<tr><td rowspan="8">按收费项目分类</td><td>诊疗费</td><td>20</td><td></td><td></td><td></td></tr>
<tr><td>挂号费</td><td>21</td><td></td><td></td><td></td></tr>
<tr><td>遗体保存费</td><td>22</td><td></td><td></td><td></td></tr>
<tr><td>出生证工本费</td><td>23</td><td></td><td></td><td></td></tr>
<tr><td>有偿服务医疗费</td><td>24</td><td></td><td></td><td></td></tr>
<tr><td>科技开发医药费</td><td>25</td><td></td><td></td><td></td></tr>
<tr><td>骨科付款基金</td><td>26</td><td></td><td></td><td></td></tr>
<tr><td>眼科付款基金</td><td>27</td><td></td><td></td><td></td></tr>
<tr><td rowspan="8">部类</td><td>门诊收入</td><td>28</td><td></td><td></td><td></td></tr>
<tr><td>部门一收入</td><td>29</td><td></td><td></td><td></td></tr>
<tr><td>部门二收入</td><td>30</td><td></td><td></td><td></td></tr>
<tr><td>部门三收入</td><td>31</td><td></td><td></td><td></td></tr>
<tr><td>部门四收入</td><td>32</td><td></td><td></td><td></td></tr>
<tr><td>部门五收入</td><td>33</td><td></td><td></td><td></td></tr>
<tr><td>部门六收入</td><td>34</td><td></td><td></td><td></td></tr>
<tr><td>合计</td><td>35</td><td></td><td></td><td>TRUE</td></tr>
<tr><td colspan="2">二、其他收入</td><td>36</td><td></td><td></td><td>TRUE</td></tr>
<tr><td colspan="2">利息收入</td><td>37</td><td></td><td></td><td></td></tr>
<tr><td colspan="2">三、医保回款</td><td>38</td><td></td><td></td><td>××市医保办欠款</td></tr>
<tr><td colspan="2">应收医疗保险金</td><td>39</td><td></td><td></td><td></td></tr>
</table>

（二）医疗收入经费平衡表

医疗收入经费平衡表是反映医院某一时期医疗收入及现金流的状态，也可以说它是反映医院某一日期的财务状况，具体指医院所拥有或控制的经济资源。

根据《医院会计制度》规定，医院收入经费平衡表分为上方和下方两部分，上方列示资产各项目，反映全部资产分布及存在形态；下方列示资金来源，按医疗收入种类分类汇总，上下两方金额要平衡相等。

通过医疗收入经费平衡表，可以了解各项资金占用的资金来源项目之间相应的对照关系和增减变化情况，又可分析资金来源的合法性，资金占用的合理性和实时财务状况（图 12-5）。

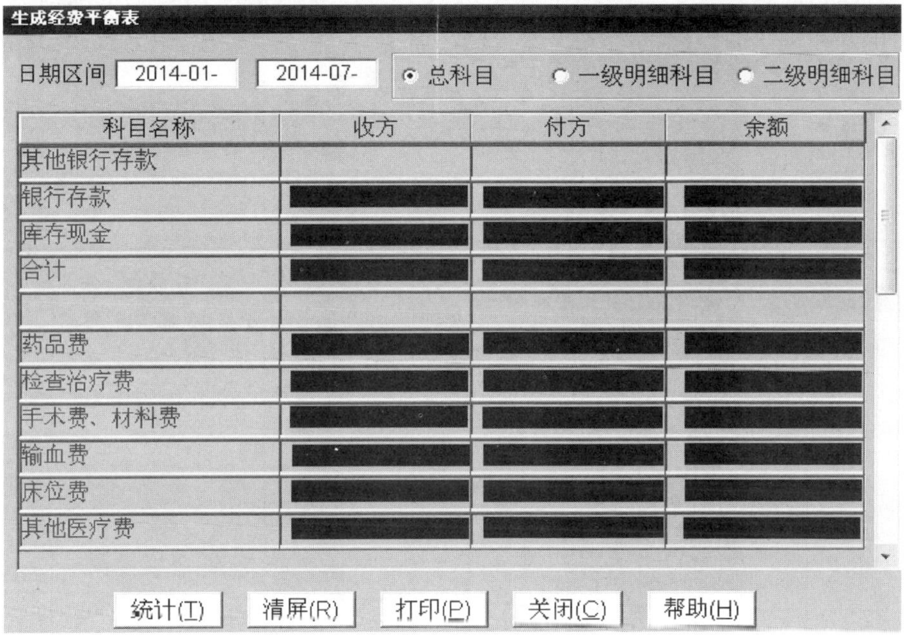

生成经费平衡表

日期区间 2014-01- 2014-07- 总科目 一级明细科目 二级明细科目

科目名称	收方	付方	余额
其他银行存款			
银行存款			
库存现金			
合计			
药品费			
检查治疗费			
手术费、材料费			
输血费			
床位费			
其他医疗费			

统计(T) 清屏(R) 打印(P) 关闭(C) 帮助(H)

图 12-5　经费平衡表

（三）银行存款余额调节表

每月月底，出纳通过银行日记账与银行对账单进行对账，编制“银行存款余额调节表”，核对单位与银行账目差异，以确保医院账户每笔医疗款项真实、准确，此表也是重要的会计报表之一。

（四）军队患者医疗收入计价汇总表

为规范军队医院会计核算，提高会计信息质量，根据新会计制度要求我们对医院会计核算中军队患者医疗收入核算采用权责发生制，单独设立军人计价科目。将军队人员医疗收入和费用按照门诊收入和住院收入设置一级明细科目，按照科（室）进行明细核算。门诊收入是一级汇总科目，按照“挂号收入”、“检查收入”、“化验收入”、“治疗收入”、“手术收入”、“卫生材料收入”、“药品收入”、“药事服务收入”、“其他门诊收入”

设置二级明细收费科目。在二级科目“药品收入”下设“西药”、“中成药”、“中草药”三级科目。

根据不同收费项目进行汇总统计，定期完成“军队人员医疗收入汇总表”。此表是反映军队人员在一定会计期间的医疗收入情况，医院各级领导可以全面、真实、有效地掌握军队人员医疗收入情况，满足上级财务、卫生部和军队医院内部经济管理需要（表12-3）。

表12-3　军队人员医疗收入汇总表

军队人员医疗收入汇总表

年　　月　　日

人员类别：　　　　　　　　　　　　　　　　　　　　　　金额：元

__月 __日	床位收入	诊查收入	检查收入	化验收入	治疗收入	手术收入	护理收入	卫生材料收入	药品收入			药事服务费收入	其他住院收入	合计
									西药收入	中成药收入	中草药收入			
合计														

负责人：

注：①由住院部收费室分月、按日统计，上报财务机构；

②人员包括：现役军人、军队管理的离退休人员等

（五）在院患者医疗收入汇总表

根据新会计制度要求，医院医疗收入核算要采用权责发生制，必须将在院患者医疗收入也纳入核算范围。所谓在院患者医疗收入是指医院因提供医疗服务而向地方住院患者收取的医疗款项。为了对在院患者医疗收入科学有效地管理，专门设“应收在院患者医疗款”科目，用于核算住院患者已发生但未结算的医疗收入（表12-4）。

表 12-4　在院患者收入汇总表

在院病人医疗收入汇总表

年　　月　　日

人员类别：　　　　　　　　　　　　　　　　　　　　　　　　　　　金额：元

__月 __日	床位收入	诊查收入	检查收入	化验收入	治疗收入	手术收入	护理收入	卫生材料收入	药品收入			药事服务费收入	其他住院收入	合计
									西药收入	中成药收入	中草药收入			
合计														

负责人：

注：①由住院部收费室分月、按日统计，上报财务机构；

②人员包括：现役军人、军队管理的离退休人员等

第三节　“301 一卡通”账务管理

一、“301 一卡通”账务系统概述

为便于医院与银行进行信息交互，简化“301 一卡通”数据传输中间环节，保障数据安全，医院与银行之间采取“专线”，即双方信息系统间使用光纤进行直联。光纤连接采取点对点方式，中间不涉及互联网，且双方均可以在本方系统前端设置前置机、防火墙等软硬件阻断措施，有效防止非法手段的侵入。为了提高网络交互成功率，银行将同时申请两家运营商的专线作为主备份线路，防止运营商原因造成的信息交互失败，保证业务正常运行。

系统模块共有 3 个部分：银行信息系统（包括网络平台、自助设备、柜台机）、医院自助系统和医院信息系统。这 3 个部分的互通互连都必须经

过医院端的一卡通通讯应用服务器，它既充当一个“网关”，也是一个应用服务器，为自助设备和银行系统提供业务支持。

二、“301 一卡通”信息系统账务结算模式

“301 一卡通”是在银行卡上拓展就医功能的智能卡，采用银行与医院点对点的专线系统对接，实现各类交款业务 T 日交易，T+1 日核对无误、准确到账。退款业务采用批退管理，可实现 T+2 日准确到达患者银行卡中。

患者发生交易时，信息会发送到银行端服务器，银行对信息进行解析，再将信息回传至医院端服务器。若银行端扣款失败，则需要对预写入数据库的信息进行退费处理，提示持卡交易失败，打印电子计价收费单，让患者去窗口缴费。若银行端扣款成功，则获得银行返回的会计日期，更新卡交易记录表，设置交易状态为“已完成”，并打印缴费凭证。若网络超时，收不到银行返回信息，也认为失败，对预写入数据库的信息进行退费处理，提示持卡交易失败，打印电子计价收费单，让患者去窗口缴费。如果银行端扣款成功，但医院 HIS 数据库更新卡交易记录表失败，则提示：“银行扣款成功，但更新交易记录失败”，需要对预写入数据库的信息进行退费处理，同时打印缴费凭证。

在医院内部，已经办理签约绑定手续的银行卡可以实现一卡在手，全院通行就医，无密支付，安全、方便、快捷。在医院外部，在银行卡原有功能保持不变的同时，还可以依靠银行专线系统实现网银、电话银行、外地网点自助终端的预约挂号，实时前置扣款，自动打印号条。

三、系统对账管理

“301 一卡通”账务系统回款对账与账务核销模块是保障医疗费用结算管理和资金流入系统功能重要组成部分，是系统闭环管理中最后一个环节。功能模块中的所有数据均来自 HIS 系统业务模块及银行数据交换系统，所以对医疗账务管理模块的稳定性和正确性提出很高的要求。

（一）对账管理要素

1. 交易流水号　规定每笔交易拥有唯一的流水号，银行和医院共同使用该流水号，以确保双方数据交互时每笔交易的唯一性。

2. 会计日期　交易信息的发送与应答是通过一卡通通讯模块实时进行

的，而交易的对账则是批量进行的，以自然日为单位。交易日期实际相当于一个唯一的批次号，表示一批交易，实际中以当日日期作为该批次号。

3. 交易状态　无论银行还是医院发起的交易，都需要等待对方对该交易是否成功处理的应答。对医院端而言，数据发送后未收到应答信息的交易，其交易状态为“未完成”；收到“交易成功”或“交易失败”应答信息的交易，其交易状态为“已完成”。

（二）对账管理具体类型

1. 支付交易对账及退费交易对账见相关章节。

2. 专线对账监控　对账监控程序（RccMon. exe）是桌面应用程序，界面如图 3-10 所示，主要由“301 一卡通”信息系统医院端财务人员使用，财务人员负责关注每日对账状态，对上传的退费交易进行核实，并对错误对账进行追查。程序提供了简洁、直观的界面供财务人员查询所有每日对账状态，并对异常的对账提供错误说明，方便财务人员与银行相关部门沟通。对账是“301 一卡通”信息系统中的最后一个环节，对账模块中的所有数据均来自系统其他业务模块，无论在系统测试还是正式运行环境中，都是对其他模块稳定性和正确性的检查与验证。“301 一卡通”信息系统对账监控程序截图如图 3-10 所示。

当对账结果显示为“绿色”时，表示对账准确无误；当显示为“黄色”时，表示医疗款已从患者卡中扣除，但是未能成功挂号或缴费出票，需要医院计算机室和财务人员人工调账；显示“红色”时，表示银行原因造成的未达账，需要及时通知银行进行处理。

随着院方与银行方系统的不断完善，除极个别交易因网络超时等原因，需使用对账监控程序调整数据外，对账模块已基本实现智能化，无须人工干预即可完成自动对账与结账。医院财务工作人员通过此模块功能实时关注每日对账状态，对上传退费交易进行核实，并对报错数据进行追查，确保医疗收入款项。

第十三章

现代医院医疗服务体系中的财经管理

第一节　现代医疗卫生服务体系中财经管理的内涵和地位

一、医院财经管理的内涵

医院财经管理是以医院会计学和财务学为基础，随着医院发展和管理上的需要，扩展为医院所有经济关系和经济运营管理的活动。

对于医院管理者来说，在理解医院财经管理的概念之前，需要对“会计”与“财务”两个概念有清晰的认识。

医院会计是通过记录、核算、反映和监督医院经济活动，达到促进医院业务工作开展、控制医疗服务成本、合理分配医院财务成果的目的。医院会计管理的水平直接关系到医院的经济运行，并对医院业务工作产生至关重要的影响。

医院财务是指医院在货币资金的筹集、调拨、使用、收入与分配过程中同有关方面发生的经济关系。医院财务的基本职能是预测、决策、计划和控制医院的经济资源，侧重于对资金的组织、运用和管理。

医院会计与财务密不可分，会计是财务的基础，会计是如何“管”财，其本质是真实和准确，而财务是如何“理”财，其本质是保值和增值。

综上所述，公立医院所有经济活动与经济关系仍然属于医院财会管理范畴，在实际管理中所涉及的经济学、医学统计学、市场营销、人力资源和管理学等知识和方法，只能是医院会计学和医院财会学的延伸和借用。

医院会计学和医院财务学的基础理论和方法始终处于不可动摇的地位。

二、医院财经管理的定位

首先，财会工作是医院管理的核心内容，其特殊地位不可偏废，也是其他任何工作不能替代的。2010 年，财政部印发新《医院会计制度》，阐明我国公立医院具有资金规模大、业务活动复杂、需要持续运营和发展的特点。要求完善会计制度、精确会计数据、精细会计管理。医院财会工作应该坚持以患者为中心，以医疗服务为核心，充分体现医院作为独立核算的经济组织，全面落实公立医院社会责任的特殊地位。

其次，财经管理是公立医院生存与发展的基础，公立医院医疗服务产品的质量不仅取决于人才、技术和设备，也同样取决于财经运营管理水平，其成本控制能力、资源配置效率和医疗服务成果均是以财经管理水平为先决条件。

再次，公立医院财经管理是医院与患者、医院与社会、医院与员工关系的重要调节器，医院的社会责任必须有强大的经济实力来支撑。

第二节　现代医院财经管理的目标和内容

一、财经是医院重要管理的目标之一

医院财经管理的目标是一个集合体，实现该目标无论对医院自身，还是政府或是社会大众都具有难以估量的价值。

（一）医院财经管理的目标

医院财经管理的目标，首先是保障医院正常运营有充足的现金流。其次，保障医院的各种资源与资产保值与增值。再次，发挥财经管理效能最大化，保证医院的社会效益、经济效益和环境收益高度统一，实现政府、患者、员工、医院和第三方相关者的权益公平化和均等化。

（二）实现医院财经管理目标的价值

市场经济发展过程中，公立医院在不同程度上面对市场竞争的压力，医院管理者所应对的最大挑战是如何生存与发展，医院各种资源配置的最终结果决定着医院的生存境况和发展质量。因此医院财务部门必须根据医院发展战略和年度工作计划，充分利用各种财经管理方法和理财手段，科

学合理配置医院内外部资源，在确保医院正常运营所需资金的前提下，使医院的资产得以保值增值，为医院不断创造优良的生存与发展条件。

二、医院财经管理的内容

医院管理的主旋律是“一个中心、两条主线和四大支撑平台”。一个中心即以患者为中心；两条主线即医事管理主线和财务运营主线；四大支撑平台即人力资源平台、信息化平台、技术保障平台和物流平台。

医院财经管理的内容包括医院所有经济活动和各种内外经济关系，主要内容包括以下几方面：

（一）预算管理

预算管理是医院收支的总纲目，一切经济活动和资源配置均须列为预算管理范围。预算管理具有全局的统筹性、政策的法规性、时间的计划性和执行的约束性。在预算管理活动中需要强调的是，预算方法可灵活采用，但主流是要采取零基预算的方法，由财务管理部门、医院决策部门和基层业务单位共同参与编制。

（二）资产管理

医院资产按形态可分为有形资产和无形资产；按流动性可分为固定资产和流动资产；按用途可分为医疗类资产和非医疗类资产。

在会计实务处理上，一般按会计科目进行划分，分门别类地进行核算与统计。医院的无形资产，如商誉、知识产权等也是重要资产，在这方面，国内医院还缺乏有力的核算和评估工具。特别引起注意的是，进入市场经济以来，公立医院，特别是大型公立医院的剩余资产管理必须引起各级管理者的高度重视，这部分资产主要是从医疗服务收入中获得。

（三）收入管理

收入是保障公立医院得以正常运转、资产得以升值和医院发展的物质基础，其管理主要是以现金流为目标的一系列管理活动。“301 一卡通”信息系统是医疗收入管理的创新模式，借用银行金融体系，使原有医院医疗收入管理进入一个全新的阶段。

（四）成本管理

成本管理对医院的收益，甚至长期发展有着举足轻重的作用。在现代医院财经管理中，成本管理始终处于基础地位，在医院成本管理中，目前国内公立医院还限于实际管理中的实务阶段，对于诸多相当重要的隐性成本，如人员占位成本、内部组织机构交际成本、投资与固定资产的沉没成本均未纳入管理范畴。

（五）对外投资融资管理

随着市场经济日见活跃，公立医院对外各种合作、合资、合营项目也越来越多，科研开发和技术储备等均需要更多、更精确和更加实用的投资融资管理的理论与方法学。对外融资和投资成为专业性强、管理难度大的管理项目。

（六）基金管理

医院基金管理是对净资产的管理，主要有固定基金、事业基金等。对各类基金的管理和使用，相关政策法规有明确的规定，按基金不同性质采取不同的管理方法，必须严格遵守。

（七）物价信息管理

医疗服务价格的形成机制、定价机制和管理机制与一般商品有着较大区别。实践证明，新医疗服务项目的申报质量、价表维护的时效性和准确性均对医院收入产生重要影响。

（八）财经运营评价与决策支持

医院财经管理关系到医院的正常运转与和谐发展，也是医院对外经济关系、医患经济关系、医院与员工经济关系的基础。整个医院财经运营的效率、效益和效果应受到医院管理者的高度重视。建立科学、完善的评价和决策支持系统已经成为财经管理的必备条件之一。对财经管理工作中各管理项目的事前规划、事中监管、事后改进均需要完备的评价与决策支持。

第三节　现代医院财经管理的特点与评价

一、公立医院财经管理的特点

（一）服务对象的多层次性

近二十年来，公立医院就医患者的需求发生了明显的变化，呈现出需求的多层次性和个性化。来医院就医患者的身份、费别、职业和年龄不同，对医疗服务的服务水平、费用、时间上也要求不同。医院提供医疗服务的内容、项目及医疗服务人员等级也均具有多层次性，这些特点决定了公立医院财经管理也具有多层次性。

（二）多种经济成分的融合性

公立医院在进入市场经济以后，逐步形成多种经济成分共生的局面，主要有：①计划经济成分：如对公费医疗患者提供医疗服务；②市场经济成分：如对特需患者提供的医疗服务；③不完全市场经济成分：如对医保患者提供医疗服务。财经管理所涉及的各种经济成分，包括价格制订、成本管理、收费标准和收益率的控制均有所区别，必须采取不同的管理政策和方法。

（三）财经运营管理的复杂性

公立医院财经管理的复杂性由其对外医疗服务对象需求层次的多样性所决定。首先是公立医院财经管理的复杂性表现在所涉及的管理理论，包括会计学、财务学和经济学等内容；从管理方法上涉及财经、医学统计学和运筹学等；从服务对象上涉及医院内部和外部的各种经济关系；从管理实务上涉及院级、科级、具体项目所运行的资产、现金、成本管理和效益分配等；从管理结果上涉及财经管理的效能，医院财经管理必须将社会效益、经济效益和环境效益高度地和谐统一。

（四）医疗服务资源配置的不确定性

通常情况下，公立医院日常医疗工作的服务规模、资源配置和绩效是可以掌控的。但由于处在市场经济环境下，医院性质变得更加特殊，各级管理者对资源配置的不确定性应该有充分的认识。为应对上述不确定性，在财经管理上必须制定管理政策和处理方法。

二、公立医院财经运营管理的评价

（一）财经运营管理评价的目的

1. 保障财经正常运营　对医院财经运营管理的评价目的，是根据医院年度医疗服务总体任务和基本要求，利用医院财务会计的多种方法采集、储存、加工和阐明管理者所需要的成本、收入、费用、盈亏、资本和市场等信息，围绕服务、成本、收益和资本四个中心来分析医院财经运营状况，吸取过去的教训，以便控制现在和规划未来指导与决策，以保证医院财经运营正常。

2. 有适宜收益用于医院发展建设　通过准确、真实、全面地对医院各类资源的信息进行系统整理、分析和思考，得出正确结论，让决策者参照财务信息，为医院提供更多可支配的医疗卫生资源和现金流。

3. 有效控制风险　利用信息技术手段和人工反馈等方法，对医院财经运行的事前、事中和事后风险进行及时、系统、全面和多层次的控制，对医疗服务产出、成本、收入、现金流和固定资产等进行真实、全方位的风险控制。

（二）财经运营管理评价的内容

对医院财经运营与管理的评价内容是多方面和多层次的，主要抓住以下几点，基本就可以掌控医院财经管理的主要内容。

1. 医疗服务中各类支出记录　任何公立医院在为公众履行基本社会功能时，均需提供具体的医疗服务，这包括诊断、影像检查检验报告、门诊诊疗、住院治疗、药品处方、各类保健服务的医疗服务资讯及其他医疗文书等。

2. 成本与费用控制　根据医疗服务产品的产出，医院投入的各类成本主要表现在各种成本费用的投入，这种投入和控制可能是一片药、一份处方，还可能是一台手术或一份打包的综合检查、检验和治疗，而现代医疗服务产品产出的成本费用控制在现阶段或将来均有重要意义。

3. 收入和盈余　医院对患者提供医疗服务后将根据价格表得到收入，也就是医疗服务价值转为现金流，去除各种成本和费用，医院应有盈余或收益，这既是医院持续经营的生命线，也是医院生存、扩大再生产和发展的基础。

4. 固定资产　医疗机构的固定资产有一个重要的特点就是基数大、种类多、价格昂贵、折旧周期长。因此，固定资产管理是老大难问题，而实现固定资产的流动管理更为困难。由于这部分资产存量大、价值高，并与医疗服务产出关系密切，是不可或缺的基本要素，对固定资产种类的构成、折旧更新和投资回报要进行动态评价。

5. 现金流评价　医疗服务的现金流管理与评价是最重要的管理对象。医院每天现金流的进出是风险最高、最难控制的标的。医院所有现金流中最能体现医院财经管理水准和效能的是收益，并成为管理者可支配的现金。

（三）财经运营管理评价的方法

1. 原始凭证系统审视法　根据新《医院会计制度》的要求，对医院财经运营情况掌握的最基本的方法就是运用所规定的各种财务报表对医院财经运营情况进行评价，这是传统和可靠的优选方法。目前，医院实际运行情况要复杂得多，多种成分的核算方法对其要求均有所不同，还有多种付费制度所产生的现金流和账务处理，特别是涉及更大范围的财经管理问题，目前财务学方法需要更多的创新，以适应医院财经管理的现实需要。

2. 收支动态核算法　预算管理是发达国家医院财经管理运用最广泛的方法之一。收支动态核算法具有易于掌握、简明扼要、实用高效的优点。收支动态核算法将全年医院或科室所承担的医疗服务任务，即产出目标，按时间序列精细分流到各专科的诊疗组或床位，后将任务、成本和收益描绘成三条动态曲线，进行综合考量与控制，如图 13-1 所示（彩图见书末）。

3. 综合评价法　综合指标评价法是对医院财经运营进行客观、全面、系统和高效的评价方法。其方法必须具备两个基本条件：①医院的数据采集必须精确、全面和有效；②医院有良好的信息数据平台。这种方法可以对医院和各学科、医疗服务产品进行纵向评价，也可以分别对医院财经运营的成本费用、绩效、收益、成长等各种工作面进行评价。

（四）医院财经运营管理评价分析方法的应用

1. 医院财经运营管理评价分析方法的应用价值　为了帮助理解每一种评价方法的实际应用，仅以综合分析方法为例用于医院财经运营管理。医院财经运营管理评价的综合分析方法是医院财经管理活动中最基本、最重要的方法，其目标是评价过去的运营业绩，衡量目前的运营现状，预测未来运营的发展趋势。财经评价和报告均以财经分析为基础，并在分析过程中实时掌控全院财经运营的脉动，并及时为管理者提供决策支持。

医院财经分析方法通常有比率分析法、因素分析法、趋势分析法、量本利分析法、杜邦分析法等，这些方法在一般的财务会计学中均有详细介绍。笔者所强调的是不管用何种方法，均要遵循真实、精确、及时和一致性等原则。

2. 医院财经运营管理评价的具体操作　在医院财经分析的基础上，按照管理通例，即通过评价的方法，对医院财经运营情况的各个方面和各个层面进行系统、及时、准确的评估，并按照管理者的要求出具评估报告，在这里重点介绍综合指标评价法。

综合指标评估是对医院财经运营情况进行评估的系统方法，它能够系统、全面和准确地对医院、科室、医疗项目、病种或 DRGs 等成本效益情况进行评估，在医院财经管理中具有广泛的应用价值。下面结合实例加以介绍，具体步骤是：

（1）选择评估项目指标：在具体选择评估指标时，应根据分析目的和管理要求对医院财经运营的各个方面进行单一侧面的评价，也可对医院财经运营的整体和各个层次进行系统评价，筛选出能够全面反映单位经营状况和成本效益的指标。在选择评价指标时，一般情况下应根据2010年新《医院会计制度》所列编的会计科目进行设计（表13-1），也可以根据各自医院的实际情况和需要进行设计。

表13-1　新旧医院会计制度会计科目对照表

<table>
<tr><th colspan="3">新医院会计制度会计科目</th><th colspan="2">原医院会计制度会计科目+补充规定会计科目</th></tr>
<tr><th>序号</th><th>编号</th><th>名称</th><th>编号</th><th>名称</th></tr>
<tr><td></td><td>一、资产类</td><td></td><td></td><td></td></tr>
<tr><td>1</td><td>1001</td><td>库存现金</td><td>101</td><td>现金</td></tr>
<tr><td>2</td><td>1002</td><td>银行存款</td><td>102</td><td>银行存款</td></tr>
<tr><td>3</td><td>1003</td><td>零余额账户用款额度</td><td></td><td>+零余额账户用款额度</td></tr>
<tr><td>4</td><td>1004</td><td>其他货币资金</td><td>109</td><td>其他货币资金</td></tr>
<tr><td>5</td><td>1101</td><td>短期投资</td><td></td><td></td></tr>
<tr><td rowspan="3">6</td><td>1201</td><td>财政应返还额度</td><td rowspan="3"></td><td>+财政应返还额度</td></tr>
<tr><td>120101</td><td>财政直接支付</td><td>财政直接支付</td></tr>
<tr><td>120102</td><td>财政授权支付</td><td>财政授权支付</td></tr>
<tr><td>7</td><td>1211</td><td>应收在院患者医疗款</td><td>111</td><td>应收在院患者医药费</td></tr>
<tr><td>8</td><td>1212</td><td>应收医疗款</td><td>113</td><td>应收医疗款</td></tr>
<tr><td>9</td><td>1215</td><td>其他应收款</td><td>119</td><td>其他应收款</td></tr>
<tr><td>10</td><td>1221</td><td>坏账准备</td><td>114</td><td>坏账准备</td></tr>
<tr><td>11</td><td>1231</td><td>预付账款</td><td></td><td></td></tr>
<tr><td rowspan="3">12</td><td rowspan="3">1301</td><td rowspan="3">库存物资</td><td>121</td><td>药品</td></tr>
<tr><td>122</td><td>药品进销差价</td></tr>
<tr><td>123</td><td>库存物资</td></tr>
<tr><td>13</td><td>1302</td><td>在加工物资</td><td>125</td><td>在加工材料</td></tr>
<tr><td>14</td><td>1401</td><td>待摊费用</td><td>131</td><td>待摊费用</td></tr>
<tr><td rowspan="3">15</td><td>1501</td><td>长期投资</td><td rowspan="3">141</td><td rowspan="3">对外投资</td></tr>
<tr><td>150101</td><td>股权投资</td></tr>
<tr><td>150102</td><td>债权投资</td></tr>
</table>

续表

新医院会计制度会计科目			原医院会计制度会计科目+补充规定会计科目	
序号	编号	名称	编号	名称
16	1601	固定资产	151	固定资产
17	1602	累计折旧		
18	1611	在建工程	153	在建工程
19	1621	固定资产清理		
20	1701	无形资产	161	无形资产
21	1702	累计摊销		
22	1801	长期待摊费用		
23	1901	待处理财产损益	181	待处理财产损益
			171	开办费
	二、负债类			
24	2001	短期借款	201	短期借款
25	2101	应缴款项	211	应缴超收款
26	2201	应付票据	202	应付账款
27	2202	应付账款		
28	2203	预收医疗款	204	预收医疗款
29	2204	应付职工薪酬		+应付工资（离退休费）
				+应付地方（部门）津贴补贴
				+应付其他个人收入
30	2205	应付福利费		
31	2206	应付社会保障费	207	应付社会保障费
32	2207	应交税费	209	其他应付款
33	2209	其他应付款		
34	2301	预提费用	221	预提费用
35	2401	长期借款	231	长期借款
36	2402	长期应付款	241	长期应付款

续表

<table>
<tr><th colspan="3">新医院会计制度会计科目</th><th colspan="2">原医院会计制度会计科目＋
补充规定会计科目</th></tr>
<tr><th>序号</th><th>编号</th><th>名称</th><th>编号</th><th>名称</th></tr>
<tr><td></td><td>三、净资产类</td><td></td><td></td><td></td></tr>
<tr><td>37</td><td>3001</td><td>事业基金</td><td>301</td><td>事业基金</td></tr>
<tr><td>38</td><td>3101</td><td>专用基金</td><td>303</td><td>专用基金</td></tr>
<tr><td rowspan="3">39</td><td>3201</td><td>待冲基金</td><td rowspan="3">302</td><td rowspan="3">固定基金</td></tr>
<tr><td>320101</td><td>待冲财政基金</td></tr>
<tr><td>320102</td><td>待冲科教项目基金</td></tr>
<tr><td>40</td><td>3301</td><td>财政补助结转（余）</td><td></td><td></td></tr>
<tr><td>41</td><td>3302</td><td>科教项目结转（余）</td><td></td><td></td></tr>
<tr><td>42</td><td>3401</td><td>本期结余</td><td>305</td><td>收支结余</td></tr>
<tr><td>43</td><td>3501</td><td>结余分配</td><td>306</td><td>结余分配</td></tr>
<tr><td></td><td>四、收入类</td><td></td><td></td><td></td></tr>
<tr><td rowspan="3">44</td><td>4001</td><td>医疗收入</td><td>403</td><td>医疗收入</td></tr>
<tr><td>400101</td><td>门诊收入</td><td rowspan="2">404</td><td rowspan="2">药品收入</td></tr>
<tr><td>400102</td><td>住院收入</td></tr>
<tr><td rowspan="3">45</td><td>4101</td><td>财政补助收入</td><td rowspan="3">401</td><td rowspan="3">财政补助收入</td></tr>
<tr><td>410101</td><td>基本支出</td></tr>
<tr><td>410102</td><td>项目支出</td></tr>
<tr><td>46</td><td>4201</td><td>科教项目收入</td><td></td><td></td></tr>
<tr><td rowspan="2">47</td><td rowspan="2">4301</td><td rowspan="2">其他收入</td><td>409</td><td>其他收入</td></tr>
<tr><td>402</td><td>上级补助收入</td></tr>
<tr><td></td><td>五、费用类</td><td></td><td></td><td></td></tr>
<tr><td rowspan="2">48</td><td rowspan="2">5001</td><td rowspan="2">医疗业务成本</td><td>411</td><td>医疗支出</td></tr>
<tr><td>412</td><td>药品支出</td></tr>
<tr><td>49</td><td>5101</td><td>财政项目补助支出</td><td>416</td><td>财政专项支出</td></tr>
<tr><td>50</td><td>5201</td><td>科教项目支出</td><td></td><td></td></tr>
<tr><td>51</td><td>5301</td><td>管理费用</td><td>415</td><td>管理费用</td></tr>
<tr><td>52</td><td>5302</td><td>其他支出</td><td>419</td><td>其他支出</td></tr>
</table>

（2）医院财经运营综合指标评价方法：在实际医院管理中，最多的是根据医院需要对医院财经运营的整体或某一个方面进行评价，下面介绍综合评价方法的具体操作：

1）选择指标时，应该选择那些与评价标准一致的指标。即指标分为两类，①正向指标：这些指标值越高越好，如总资产收益率；②负向指标：这些指标值越低越好，如管理费用率。当评估指标出现不一致的情况，可以在计算公式上做一些修改。

2）确定各指标的标准值：评估指标的标准值又称为标准参数，这一标准值应是医院成本项目、收入项目、效益或其他财经运营评估指标中的行业标准或医院内部标准，并以此作为医院财经经济运营和评估的准绳（表13-2 第 3 栏）。现阶段政府卫生管理部门对医院成本收益评估或财经运营评价没有行业标准，这需要医院根据本单位的历史数据制订。

3）计算实有参数：通过对本单位成本项目、收入项目、效益和其他财经运营评估指标所涵盖的内容，分别计算出医院财经运行中有关成本管理的实有数据。

4）确定成本效益评估各指标权数：根据各项评估指标的重要性和成本管理的需要，分别对各评估指标制订出权重数（表 13-2 第 5 栏）。要点是不论有多少种评估指标，权重的总分数为 100，每项目占 10%，也可以根据评估的实际需要对每项目的权重进行适当调整。

5）计算出评估结果：在计算成本效益评估结果时，根据管理上的需要，将医院财经运营的各种指标分类进行配比计算，公式见表 13-2，具体计算公式为2 种：①正向指标（公式 13-1）；②负向指标（公式 13-2），具体计算方法为：

公式 13-1：正向指标

项目得分＝［1＋（实有参数－标准参数）/标准参数］×100%×权重（%）

公式 13-2：负向指标

项目得分＝［标准参数－（实有参数－标准参数）/标准参数］×100%×权重（%）

上式的计算结果×该项目权重

将所有项目结果相加，即得出该单位财经运营评估的总分数，总分数为 100 分。

下面有一个正向指标的例子：

制度时间利用率，标准参数是8；实际参数是12.2，具体计算公式与结果如下：

制度时间利用率 = ［1 + （12.2 - 8）/8］ ×100% ×0.1 = 15.3

如果某单位的总分数高于、低于或等于100分，即说明该单位财经运营管理水平高于、低于或等于评估标准（表13-2第6栏总评分数）。

6）对负值评估标准的处理：在经济评估指标体系中，多数指标值是正向的，如表13-3中效益指标中的1～8项。但有些指标值是负向的，如表13-3中的9、10项，可采用公式13-2计算。

下面是一个负向指标的例子，这类指标实有参数越低越好，如管理费用率的标准参数为12；实有参数为15，这说明该项指标超标，是一个负向指标，所以必须用公式13-2计算：

管理费用率 =［12 -（15 - 12）/12］×100% ×10% = 7.5

根据以上计算可以看出，由于该单位的管理费用率高于标准参数，最后得分7.5，低于正常值10，相差2.5，因此项指标而使总评分低于100分。

依据以上公式，现将某医院的实际数据整理后编制出该院成本效益评估指标体系及评估结果（表13-2）。

表13-2　成本效益评估指标体系及评估结果

序号（1）	项目（2）	标准参数（3）	实有数（4）	权重（5）	总评分数（6）
1	人均创收额	300 000	380 000	10	12.7
2	制度时间利用率	8	12.2	10	15.3
3	医疗收益增长率	10	12.2	10	12.2
4	总资产收益率	15	16	10	10.7
5	流动资产周转率	10	12	10	12
6	存货周转率	12	9.6	10	6.3
7	医材收益率	13	12	10	9.2
8	新技术收益率	10	13	10	13
9	管理费用率	12	15	10	7.5
10	员工医疗费用率	4	3.5	10	11.3
总评分数					110.2

表 13-3 是根据近年公立医院管理的经验对大型综合性医院财经运营进行评价的基本指标，是对医院财经运营的十个方面进行全面、系统和综合性的评价，具体应用时还可根据需要进行设计和调整，以便能为医院管理者提供更加真实、及时和可靠的决策支持。

表 13-3　医院财经运行评价主要项目指标

<table>
<tr><th>序号</th><th>评价项目</th><th>一级科目
（类目）</th><th>二级科目
（亚目）</th><th>三级科目
（项目）</th><th>评价指标</th></tr>
<tr><td rowspan="3">1</td><td rowspan="3">预算管理</td><td>预算编制</td><td>院级完成率</td><td>科完成</td><td>项目完成额</td></tr>
<tr><td>预算执行</td><td>院级执行率</td><td>科执行</td><td>项目执行额</td></tr>
<tr><td>预算调整</td><td>院级调整率</td><td>科调整</td><td>项目调整额</td></tr>
<tr><td rowspan="7">2</td><td rowspan="7">收入</td><td rowspan="7">医疗收入</td><td rowspan="2">门诊收入</td><td></td><td>门诊收入增长</td></tr>
<tr><td></td><td>门诊收益率</td></tr>
<tr><td rowspan="2">住院收入</td><td></td><td>住院收入增长</td></tr>
<tr><td></td><td>住院收益率</td></tr>
<tr><td>药品费</td><td></td><td>药品总费用比</td></tr>
<tr><td>医用材料</td><td></td><td>医用材料收益率</td></tr>
<tr><td>人员资源回报</td><td></td><td>制度时间利用率</td></tr>
<tr><td rowspan="6">3</td><td rowspan="6">费用成本</td><td rowspan="3">费用</td><td rowspan="3">管理费用</td><td></td><td>管理费用率</td></tr>
<tr><td></td><td>坏账率</td></tr>
<tr><td></td><td>员工医疗费用率</td></tr>
<tr><td rowspan="3">医疗投入</td><td rowspan="3">医疗成本</td><td></td><td>医疗事故理赔率</td></tr>
<tr><td></td><td>人员费用率</td></tr>
<tr><td></td><td>医疗费用增减率</td></tr>
<tr><td rowspan="2">4</td><td rowspan="2">资产</td><td rowspan="2">库存现金</td><td></td><td></td><td>总资产增值率</td></tr>
<tr><td></td><td></td><td>结余自用资金</td></tr>
<tr><td rowspan="2">5</td><td rowspan="2">净资产</td><td rowspan="2">事业基金</td><td></td><td></td><td>管理费用率</td></tr>
<tr><td></td><td></td><td>净资产增长率</td></tr>
<tr><td rowspan="2">6</td><td rowspan="2">固定资产</td><td rowspan="2">医用资产</td><td></td><td></td><td>固定资产回报率</td></tr>
<tr><td></td><td></td><td>固定资产增长率</td></tr>
</table>

续表

序号	评价项目	一级科目（类目）	二级科目（亚目）	三级科目（项目）	评价指标
7	负债				资产负债率
					流动比率
					速动比率
					应付工薪与福利
					长期借款增减
					短期借款增减
8	收益	医疗收益			医用设备收益
					医疗收益增长率
9	发展能力				科研投资率
					新技术收益率
					成果转化率
					固定资产增长
					人员培训费用率
10	社会贡献	社会贡献			社会贡献率
		社会积累			社会积累率
					员工福利增长率

第四节　公立医院财经管理的运营与发展趋势

一、财经管理一体化

尽管公立医院运营管理千头万绪，财经管理的范围、内容和层次基本上可概括为人、财、物和信息等方面。前面提到，在世界范围内医院管理的主要模式可以概括为“一个中心、两条主线和四大支撑平台”。医疗安全、质量是医院运营管理的永恒主题，财经管理的效能、效率和效益是医院运行的基础和保障。公立医院的性质和任务要求财经管理必须统揽全局、运筹帷幄、掌控始末。因此，财经管理一体化无论从组织结构、岗位编制、管理对象还是运营模式等方面均必须统筹管理，即组织结构和岗位编制一盘棋。对管理对象的资金流、物资流和信息流要一揽子掌控。

二、组织结构扁平化

现代化企业管理岗位可分为两种类型：①职能型岗位；②功能型岗位。前者岗位一般有明确的指挥权、处置权，面对的管理对象需要有创造性。第二种岗位是执行上级指令和履行职责，面对的管理对象是程序化的工作，即按照预设的管理流程进行。公立医院当前的岗位设置大体沿用了传统的金字塔式结构。金字塔式结构的管理层次多、权力多级设置、责任对上不对下等弊端，在实际管理中已经显现出交易成本高、效率低下和责任不清等诸多问题。因此医院的财经管理组织结构以“一个中心，两条线”的管理模式进行扁平化设计，分清职能部门和功能部门，明确职责，这样就可以有效解决政出多门、管理层次叠加、交易成本高、管理效能低下和责任不清等问题。

三、管理人才复合化

公立医院财经人员复合化，既是现代医院在市场经济条件下对人才培养的基本要求，也是人力资源管理的大趋势。由于医院提供的医疗服务是多学科和多种服务的综合体，掌握多学科的基础知识和财经管理的基本技能，并成为复合人才就成为对财经人员基本素质的要求。他们不但要熟练掌握会计学、财务学的基本理论和技能，还必须掌握计算机网络技术。不但要懂专业、懂管理，还得懂经营、懂决策，只有这样才能胜任现代化医院管理工作的需要。

四、财经管理数字化

现代医院财经管理工作因服务范围宽、管理层次多、管理项目复杂，历来存在着预算控不严、资金管不住、资产核不清、成本算不准等问题。公立医院数字化系统落后、技术防控手段缺失、监管缺乏震慑力是根本原因。随着公立医院服务规模和范围的扩大，财经管理的数字化将是解决上述问题的关键路径，引进医院资源计划管理系统（ERP）等信息管理工具将是一个明智的选择。

第三部分

延　伸

第十四章

现代医疗服务付费制度改革的地位

第一节 现代医院服务制度改革是各国政府的使命

一、我国医疗服务付费制度改革

我国在20世纪80年代开始有关按病种付费的研究和探索。20世纪80年代末至90年代初，北京、天津等地的学者进行了大量的关于诊断相关分组（diagnosis related groups，DRGs）的可行性研究和费用调查。20世纪90年代中期以来一些医院出于降低患者的医药费用、提升医院竞争力的理念，自发地推出单病种付费措施。2001年江苏省镇江市医疗保险结算开始“总额预算、弹性结算、部分疾病按病种付费相结合”的综合付费方法，既有总额控制，也有单病种付费，调动了医院控制费用的积极性，使医院和医保部门共同管理医保基金。2004年8月，卫生部办公厅下发了《关于开展按病种收费管理试点工作的通知》，确定在天津、辽宁、黑龙江、山东、河南、陕西、青海7省市开展试点，单病种付费制度开始有影响、有规模、有组织地实施。2004年，北京开展按病种付费的试点改革，以阑尾炎为突破口进行按病种付费，到2009年1月，已有21种疾病的医保结算实行按病种付费支付方式，其中有10种疾病已在全市各定点医院实行。同年，上海市为了进一步深化全市医疗保险支付制度的改革，探索建立多元化的医疗保险费用支付体系，在现行医保支付费用预算管理的基础上对部分住院病种实行按病种付费试点工作，首批确定9种住院病种，2006年进一步扩展到17种。2010年4月国务院办公厅发布《医药卫生体制五项重点改革——2010年度主要工作安排》，将开展按病种付费试点工作定为工作目标，从而使按病种付费在全国范围内开展起来。在城镇医疗保险进行改革的同时，农村医疗保险的改革也在进行中。陕西省是我国探索按病种付费方式较早的省份，该省自2003年5月起从改革患者住院付费方式入手，在全省新型农村合作医疗试点县推行“住院单病种定额付费”。重庆市黔江区新型农村合作医疗于2003年10月起正式运行，规定了507种住院疾病的费用限价。云南省弥渡县新型农村合作医疗于2003年9月正式运行，2004年9月1日开始实行对住院顺产产妇给予定额补偿，2005年5月20日开始对顺产、剖宫产等6个病种实行单病种限价、超支不补的规定。2006年7月江苏省常熟市开展了新型农村合作医疗住院患者按病种结算试点工作，目前已基本形成较为全面的政策框架和操作规范。

自2011年人力资源和社会保障部发布《关于进一步推进医疗保险付费方式改革的意见》以来，各地根据“探索总额预付办法”的要求，开展了多种形式的总额预付方式试点。按照《意见》要求，门诊探索实行按人头付费为主的付费方式，住院及门诊大病实行按病种付费为主的方式，暂不具备实行按人头或按病种付费的地方，作为过渡方式，可以结合基金预算管理，将现行的按项目付费方式改为总额控制下的按平均定额付费方式。

自2009年起，我国医疗保障的主体是社会医疗保险和医疗救助，社会医疗保险目前主要包括城镇职工基本医疗保险、城镇居民基本医疗保险和新型农村合作医疗制度。各个保障制度在筹资渠道、筹资标准和保障方式、保障水平等方面存在一定差异，各医疗保障机构向医药服务提供者支付医疗费用和参保人分担医疗费用的方式也呈现出不同的特点。由于我国医疗保障制度还处于建立与逐步完善的阶段，在医疗保险具体操作中，医疗保险经办机构往往只与定点医疗机构、定点零售药店签订合同，对参加社会医疗保险的被保险人则执行国家制定的相关政策。医疗服务机构是医疗保障制度的主要服务载体，各项医疗保障制度政策必须通过医疗服务机构最终得以贯彻落实，将医疗保障转变为优质安全的医疗服务供给消费者。任何医疗服务付费制度的改革包括费用支付方式的改革，其主要目的是提高医疗服务质量，控制费用和改善医院的绩效，医院以最可能低的成本为患者提供高质量的服务。

二、国际上主要付费方式及特点

（一）总额预算制

总额预算制是指由各类医疗保障项目管理机构同医院协商，事先确定医疗机构年度的总额预算，在规定的年度内，医院的医疗费用全部在总额中支付，“节余留用，超支不补”。其优点是手续简便，可降低管理成本，促进医院将服务与成本开支结合起来，通过降低成本、减少支出来获得最大可能的收入，促进医疗机构行为的规范化，有效控制医疗费用的不合理增长。但是采用此机制可能出现医疗服务不足和医疗服务质量下降的现象，医疗费用标准确定较困难，因为变动因素多，难以事先准确估计。

（二）按服务项目付费

它是医疗保险机构根据约定医疗单位提供服务项目记录，按医疗保险合同向约定医疗单位偿付发生的费用。这种方式可直接与供方的服务量挂钩，易调动医疗单位的积极性，提供多种多样的服务，患者选择的余地较大，可得到较多的诊疗机会。但是这种付费方式的负效应也很明显，医疗保险机构管理难度大，医疗单位在利益最大化的驱动下会尽可能多地提供不必要的、高费用的服务，直至诱导需求，造成医疗费用的不合理支出。

（三）按单位（单元）服务费用定额付费

有几种单位付费方式，如住院日、平均人次、病种等，其中按病种最为典型，即按诊断分类定额预付制（DRGs）。它是根据国际疾病分类法，将住院患者按诊断分为若干组，每组又根据年龄、疾病的轻重程度及有无合并症等分为几级，对每一组不同级别都分别制订价格，按这种价格对该组某级疾病诊疗全过程一次性向医疗单位付费。按病种付费方式的优点是可以促进医疗单位在诊疗疾病过程中重视成本，避免不必要的支出，有效遏制医疗费用过快增长，且有利于调动医疗单位的积极性；不足是管理难度大、程序复杂、管理成本高，且医疗单位为追求更多的经济效益有可能诱导患者住院或手术，减少单次住院费用，增加住院次数。

在以上 3 种方式的基础上还有许多变型，但总体来看是利弊并存。目前还没有一种能对供方的医疗服务行为和需方的求医行为从机制上产生积极、有效的引导。

（四）按人头付费

按人头付费是指医院与医疗保障管理机构事先核定出人均医疗费用，

按合同约定的时限，根据定点医疗服务对象的人数和规定的收费标准，预先支付供方一笔固定的服务费用。在此期间，定点医院和医师负责提供合同规定的一切医疗服务，不再另外收费，这种方式实际上是一定时期的医疗费用的包干制。其优点是管理费用低，由于医院节余归己，超支自付，促使其自觉地采取控制费用的措施，用较低的医疗成本为更多的患者服务，鼓励医疗资源流向预约服务。但这种医疗保障资金管理方式可能导致医疗服务提供者为节约医疗费用而减少服务或降低服务质量。

三、医疗付费制度改革展望

根据国内外的支付制度改革实践，没有任何一种支付方式是十全十美的，所有方式都是优缺点鲜明，总结而言，采取综合支付方式优于单一方式，一种特定方式是否理想主要取决于是否适合国情、社会、经济、制度及文化状况。

医疗付费制度改革是一项复杂的系统工程，它不仅需要很多技术上的准备，更重要的是它关系到资源再配置以及服务供方利益的再调整。所以，必须做好充分准备，采取渐进式，从简单到复杂、从局部到整体的步骤，必须对国家或地区的经济、制度、文化进行全面考虑，充分考查其是否具备相应的环境、条件和能力。

第二节　现代医疗服务付费制度改革原则与难点破解

一、付费制度改革遵循原则

（一）国情原则

长期以来，我国医疗机构一直采取按医疗服务项目付费的方式，这种提供什么服务项目就收取该项目费用的单项收费办法，在计划经济时期发挥了一定的作用，然而在市场经济条件下，这种付费方式的不足逐渐凸显。

（二）循序渐进

医疗保险支付制度改革内容，应围绕支付方式、支付标准和支付途径进行，目的是通过完善机制建设，选择性价比高的医疗服务，从而实现医疗保险制度的可持续发展。现存付费制度的主要问题包括：①支付方式趋向多元；②按病种付费规范性不高；③医疗机构实行总额预付制方式的面不大；④分散化支付严重；⑤对支付标准的研究不够；⑥支付政策导向作用不够清晰；⑦支付途径不够快捷；⑧第三方监管能力有待提高。

推进支付制度改革应遵循循序渐进的原则，①选择以预付制为主的复合式支付方式；②实行奖惩并重适度弹性的支付政策；③提高统筹层次，提升支付集中统一度；④加快公立医院改革，促使内部健康的运行机制发挥作用；⑤加强对支付标准的研究。

（三）医疗效果与经济性

随着医学科学的发展和医院管理科学的进步，特别是现代循证医学和计算机应用技术的进步，医院对临床诊疗过程中程序步骤的设计日趋科学合理，形成了科学合理的临床路径，临床路径的出现和进一步发展，为医院科学管理、质量控制和成本控制创造了条件，也为医院支付方式的变革由传统的以服务项目支付向按病种支付方式的发展打下了基础。

实现医疗质量与医疗成本的科学管理，在保证医疗质量的同时，控制医疗成本，从而达到在确保实现一定医疗质量的前提下使患者医疗费用降低，达到“少花钱、治好病”的目的，提高医院的社会效益和经济效益，提高医院的核心竞争力，保障医院可持续发展。

二、破解制约医疗付费制度改革的方略

（一）要协调好各方利益关系

从管理的角度讲，各方都希望有成本低、效果好的医疗保险控费办法。按人头付费、按定额或总额付费属于成本低、效果差的一类。虽然几经改进，也引入了一些参数和计算方法，但效果终究不尽如人意。

如今，管理科学的进步以及信息技术的发展已经为医疗保险的精细化管理奠定了基础，完全可以借助已有的医保信息系统建立起新型的、综合考虑医、保、患三方利益的费用控制模式，即根据患者的年龄、病种、病情轻重、是否手术、有无并发症、门诊或住院等因素打包付费，通过精算，按照患者的上述因素测算和制订每类患者合理的门诊和住院费用支付定额，辅以医保的日常监管，最大限度地防控已知风险。

（二）探索更好的付费模式和计算方法

在相当长的时期内，多种付费方式并存是我国的主要支付方式。如何尽快找到适合我国国情、具有我国特色的付费方式，是付费制度改革的重

点。付费制度改革不仅需要很多技术上的准备，更重要的是它关系到资源的再配置以及服务供方利益的再调整。同时，利用经济学、统计学、经算学等相关学科的理论、技术和方法，综合考虑人群的健康情况、疾病风险程度、医疗服务需求以及保障水平等各种因素，从医疗保障费用的筹集、分配和使用等角度对医疗保障费用的相关数据进行统计、分析和预测，也是维持医疗保障资金收支平衡、保证医疗保障制度正常运行的基本依据和前提。

（三）加强第三方监管，完善制度设计

强化第三方监管，确保付费合理性是付费制度改革的重要手段：①提高对第三方监管重要性的认识；②建立监管机构，履行监管职能；③明确监管重点，提高监管工作效率；④提升信息化监管手段。

在提高信息化水平中有3点值得注意：①集中统一建设；②正确处理医保信息化建设与医保信息系统管理的关系；③强化社会监督。

除了专业监督外，充分发挥社会监督作用，特别是舆论监督作用，将医疗机构收费、服务分级评估、患者满意度调查等及时公布，通过社会监督促进医疗机构改进服务。实践证明，这是行之有效的做法。

最后，应加快立法监督进程。第三方监管要依法办事，必须加快监督立法步伐，出台医疗保险监督条例，明确监督主体、监督职责、违规罚则，使经济处罚和打击欺诈直至追究刑事责任都能做到有法可依。

第三节　医疗付费制度改革促进医院内涵建设

一、医院内涵建设概述

国家医疗卫生体制改革的深入发展对各级医疗机构的建设和发展产生了深远影响，也促使医院必须重新审视自身的发展定位和建设思路。原卫生部副部长马晓伟曾在全国医疗服务监管工作会议上指出“医院评价要摒弃以往偏重设备、规模等硬件设施的考核方法，引导医疗机构改变惯有的思维模式，走以内涵建设为主、内涵和外延相结合的发展道路”。

医院内涵建设要从基础入手，即全员自然与专业、人文与社会、工程与技术科学的综合素质的提升和一流人才、医疗质量、科研、育人服务等氛围的构建，最终实现全员工作科学化、数字化、人文化、标准化、规范化、程序化、自觉化、制度化，使每一个环节的工作达到真善美、人人奉献、服务患者与社会全员、全院、全程建设的总和，称为医院内涵建设。内容主要包括规章制度的建设和完善、医疗质量标准化管理、人文服务、医德医风建设、人才培养、职工的素质培养和完善指挥、调度、监管系统7大类工作。

二、付费制度将对医院内涵建设产生的影响

医院推行付费制度改革，有效控制了医疗费用的不合理上涨，限制了过度医疗，提高了医疗质量，增加了医院的核心竞争力。具体表现为：

医院推行付费制度改革，可以在一定程度上控制医疗费用的不合理增长，促使医院主动控制医疗费用，加强成本核算和内部管理，最大限度地降低医疗费用支出；有利于医院提高医疗保险结余金额的使用效率，使得医保结余金额最终为患者所用；有利于规范医疗机构的诊疗行为，实施合理的临床路径，促进疾病治疗的合理化和医疗费用的合理化；有利于缩短平均住院日，提高病床周转率，缓解住院难的问题。

三、加强医院内涵建设以应对付费制度改革

医院推行付费制度改革，既有利于缓解群众“看病贵，看病难”的社会问题，也有利于促进医院内涵管理健康有序、可持续发展。另一方面，面对新的挑战和机会，医院作为单病种付费的执行者，只有适当调整管理模式、转变经营理念，完善运行机制、深化内部改革、强化医院内涵式管理，从“粗放式”管理转变为“精细化”管理，方能保证单病种付费制度改革的顺利实施、高效率运转。

（一）健全组织、明确职责

医院实行单病种付费，涉及医疗流程的各个环节，应成立专门的单病种付费管理领导组，下设单病种付费管理办公室，由医务、财务、护理、院办、审计、挂号收费等职能部门人员组成，全面协调和监督单病种付费工作的落实情况。单病种付费管理办公室负责制订和完善单病种付费医院内部管理制度，按照要求制订单病种工作计划和具体实施细则，同时对其进行动态监控和综合分析。各部门尤其是临床科室，要明确其职责和任务，做到逐级负责，责任到人。使得医院的单病种付费管理以一个平均的、医师和患者都可以接受的医疗模式来提醒和规范医师的医疗行为，减少或杜

绝不必要的卫生资源浪费，提高医疗质量，确保诊治过程的安全性，控制医疗费用的过快增长，最终目的是要达到“医疗效果好、住院时间短、医疗安全、费用合理”，真正实现医院运营的“优质、低耗、高效”。

（二）健全考评制度和激励机制

实行单病种付费后，医院医务人员的劳动强度将大大增加。

首先，医院管理者要建立能激发医务人员拓展力和创造力的宽松环境和机制，建立一套行之有效的考评制度和激励机制，在医院内部形成完善的竞争机制，充分调动医务人员的积极性。

其次，加强对医务人员医德医风的教育和学习，提高职业道德素质，强化医务人员对单病种付费的管理意识，对单病种工作的开展在思想上要真正重视起来。

再次，制订医务人员单病种付费的各项专业技能培训方案，并对质量进行常态化的监控、分析和评价，全面控制质量，确保医疗质量和医院效益共同提高。

（三）转变原有医院管理理念和医务人员服务理念

医院应该从实行“按项目付费”的注重“粗放式”发展道路，转变为实行“单病种付费”的注重“内涵式”发展道路。

医务人员应转变服务理念。由过去的只关注如何治“病”，转变为现在的不仅要关心“病”，更要关心“人”，拓展多元化服务理念，扩大医疗服务的范围。

（四）建立完善的医院信息管理系统，加强病案信息化管理

建立一套功能完善的医院信息管理系统并能有效运用是确保医院实现信息化管理和提升医院医疗服务水平的基础，为医院顺利实行单病种付费提供坚实的信息技术支持。

1. 利用医院信息管理系统，医院所属各部门能及时、准确地获得患者住院期间的诊疗和管理信息的所有数据，并能进行数据后处理，以达到其功能需要。

2. 利用医院信息管理系统，使医院在加快信息流动性中获取效益，使其成为提高医院运营效率和加强内部管理的有力手段。

3. 利用医院信息管理系统提高病案信息化管理质量，保证单病种患者出院病历信息内容的全面性、一致性、精确性。

（五）建立动态的质量监督、监管机制

医疗质量是医院生存和发展的核心要素，向质量要效益。制订科学的临床路径就是为了在单病种付费实施过程中更好地规范医疗服务行为，确保医疗服务质量。医院对单病种的收费情况、医疗行为等要进行全过程的监督和监控。

（六）健全全方位的财务监管体系

实施单病种付费后的财务管理已不再是过去那种传统的财务工作，还包括费用的预算、单病种价格制订、成本核算等。财务监督控制则是财务管理的一个重要环节，它不是仅限于传统的审核监督，而是要建立全方位的财务监管体系。健全的财务监管体系可以加强医院内部的单病种成本核算，降低医疗服务成本，提高经济效益，做到向成本管理要效益，促进单病种付费的可持续发展。

第十五章

医疗费用数据的发掘利用

第一节 医疗费用数据的价值

一、医疗费用数据的概念

广义的医疗费用数据是指医院各相关部门用来记录患者在医院表达诉求与接受的一系列医疗服务项目过程中形成的，反映医疗活动价值与运行付出，以及患者认可的相关支付形成的记录所得出的数值。

狭义的医疗费用数据指每一个具体的医疗服务项目在被有效执行时，对于医院 HIS 系统而言，相当于生成一个与之对应的医疗项目费用记录，内容包括：在某一时刻，在某个医疗服务项目中，某个操作者对某个患者使用了某些医疗资源，做了某些处理，产生了一些医疗服务费用，得到了某些医疗服务结果。

要开发医疗费用数据，须通过对医疗费用数据的综合、提炼、思考、判断进行发掘和分析，获取更多的新的具有利用价值的信息源，预测疾病和社会需求变化趋势及人类健康评价信息，以推动医院、科室、医疗服务项目的发展。

二、医疗费用数据发掘的目的

医疗费用数据发掘的目的：①发现潜藏在数据表面之下的内在的规律和事物发展的历程；②通过数据综合分析，对未来各相关的变化、发展进行预测，指导医院领导层对相关学科、专业的发展战略作出及时调整，适应社会需要，预防危机发生。

三、医疗费用数据发掘的现实价值

目前，各医院对医疗费用数据的运用只停留在掌握和了解医院运营情况、推动医院内部管理、评估医院各级管理绩效等方面。随着大数据时代的到来，医疗收费大数据的综合开发、利用、黄金价值的深度挖掘，将对医院发展和建设产生重要影响。

对大多数希望成功的医疗机构获得者来说，发掘医疗费用数据已经成为提高医院生产力、改进医院服务质量、增强安全、提高医院整体竞争力和创新能力的关键策略。

若能有效地利用医疗费用数据，将数据价值转化成支持临床发展和医院建设及业务增长的可操作信息，定能实现最高的社会学经济效益。

第二节　医疗费用数据的发掘利用

一、医疗费用数据的发掘

（一）建立数据发掘责任主体

数据发掘是从大型数据库或数据仓库中发现并提取隐藏在其中的信息或知识的过程，目的是帮助分析人员寻找数据间潜在的关联，发现忽略的要素，这些信息对预测趋势和决策行为是十分有用的，而这些分析人员也就是数据发掘的责任主体，一般为医院经济运营的决策层，如医院经济管理者或医院运营分析师。

1. 医院经济管理者　应围绕医院经济战略目标，建立并执行经济管理制度，使经济策略规划、部署、执行和经济管理制度化、标准化、数字化，以保持经济的连续性、发展的平稳性和决策的科学性。

2. 医院运营分析师　应制订医院财经运营计划，组织实施和监督反馈，实时监测收费情况，防止错收、漏收及逃费，及时监督科室价格执行情况，防止违规收费，对于医院减免费用数据要及时汇总、审核、上报，对违反规定的科室要进行目标考评。

医疗数据发掘责任主体组织结构如图 15-1 所示。

（二）建立数据发掘工作流程

医院数据发掘能够解析存在于现实世界、虚拟世界以及虚实融合世界

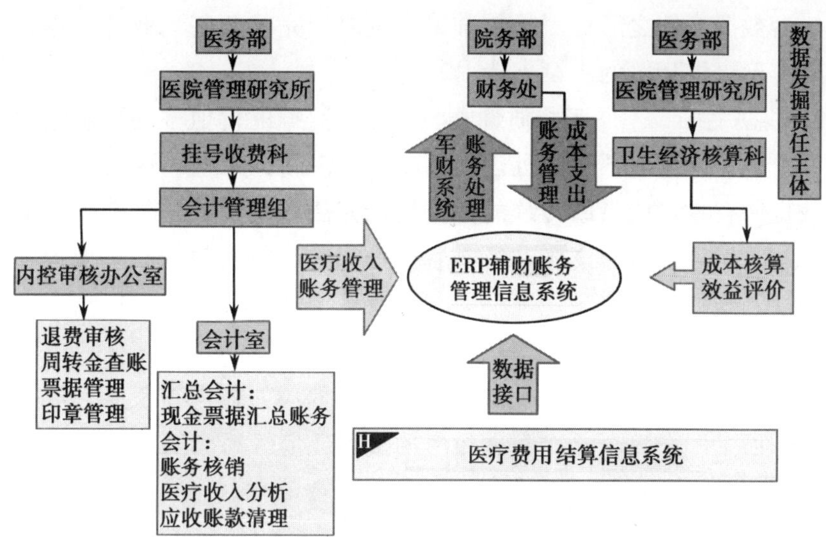

图 15-1　医疗数据发掘责任主体组织结构示意图

的复杂网络关系，并适时作出判断和决策。这种决策模式遵循数据转变为信息、信息转变为知识、知识涌现出智慧的流程。区别于此前医院领导、专家、权威主导的战略决策，医院数据决策让领导层和技术专家的能力因为统计学家和数据分析家的出现而更加鲜活，一个非线性的、去中心化的、自下而上的、发现群体智慧的决策模式逐步成型。

医院数据发掘的工作流程主要分为 3 部分，确定数据发掘的范围、数据发掘的方法后进行数据发掘。

1. 数据发掘范围　医院医疗费用数据发掘的范围主要为 3 个方面：挂号数据、门诊医疗数据、住院医疗数据。按照决策层统计不同数据的时间范围，按日、周、月或季度统计上报数据。

2. 数据发掘的方法　数据发掘是按照医院的既定目标，从数据仓库中通过数据抽取、转换、分析和模型化处理，提取隐含在其中的有用信息和知识的过程。它是一类深层次的数据分析方法，主要利用人工智能、统计学、模式识别等技术，高度自动化地分析医院已有的历史数据，通过归纳推理，预测医院病种、挂号量、就医人群等变化，以构建医院的决策支持系统。数据发掘重视数据之间的关联性、完整性。

在日积月累的账务处理过程中，解放军总医院 ERP 财经一体化平台系统的信息集成功能优化了医院的运作流程，各分管部门负责人不断维护，优化后台数据，使之形成了比较准确、及时、完整的基本业务数据，并能够及时准确提供相关的决策支持。

3. 数据发掘 不同于物质性资源，医院数据的价值不会随着它的被使用而减少，而是可以不断被处理，不断被发现新的价值。这就产生新的价值，数据所有者可能借助传统的数据发掘方法，实现了医院数据的第一次价值释放，而价值链上诸多非所有者，可能通过重组数据和扩展数据，发掘出两次乃至多次价值。

（三）优化完善数据发掘的相关软硬件环境

医院数据发掘主要有4个层次：数据存储层、数据报表层、数据分析层、数据展示层。每个层次都有相应的数据环境。每个层次的软件都是相互融合的，最终达到数据平台化、整合化、智能化、可视化、专业化，数据发掘环境结构图如图15-2。

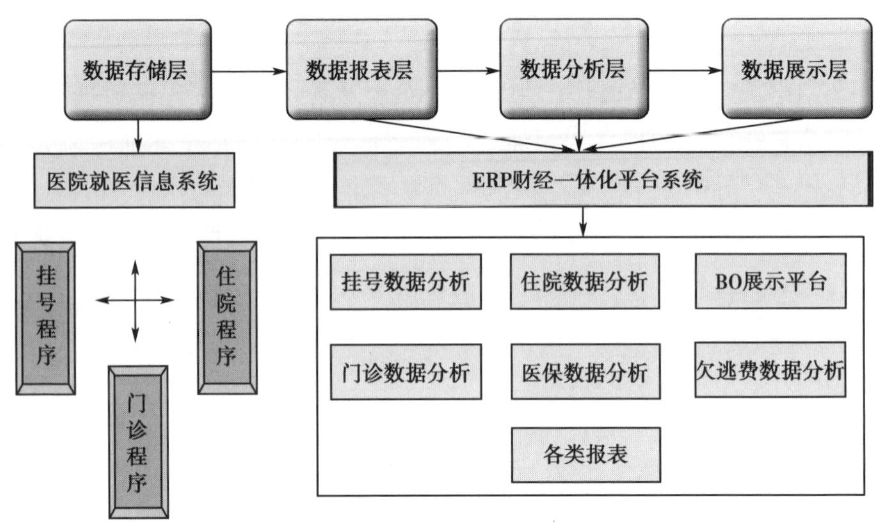

图15-2 数据发掘环境结构图

说明：数据存储层就是数据源头医院就医信息系统，而数据报表层、分析层、展示层则依赖于ERP财经一体化平台系统进行数据统计、分析和BO展示。

医院就医信息系统包括挂号系统、住院结算系统、门诊结算系统。

ERP财经一体化平台系统包括挂号费用管理模块、门诊费用管理模块、住院费用管理模块、收入账务处理模块、医疗费用监管模块。

计算机CPU计算能力大幅提升的同时，基于多个CPU的并行系统也取得了很大的进步，目前几乎所有的服务器都支持多个CPU，这些SMP服务器甚至能让成百上千个CPU同时工作，基于并行系统的数据库管理系统也给数据发掘技术的应用带来了便利。

二、医疗费用数据发掘的智能化利用

（一）医院发展战略和顶层设计的运用

1. 疾病预防　由病种、病源分析引发对潜在危及人类健康、体质、人种乃至血统的预判和预防。根据对医院门急诊患者病种、病源的数据分析，深刻发掘数据背后的价值，查找致病源。

2. 根据病种的费用分析，确立人才发展战略　医院的竞争关键在于人才的竞争，人才战略是医院发展战略的重要组成部分，只有加强人才培养，才能全面提高医院运营效益，推动医院的协调快速可持续发展，从而使医院在激烈的医疗市场竞争中取胜。

根据对医疗数据的分析，结合核心技术和专家特长制订合理、科学的发展规划，确定科室新的学科建设和提供新的科研课题，同时结合各科室每年的人员需求计划，严格制订医院每年人员招录计划，利用各种媒体发布医院招录资讯，不失时机地与人才建立联系，大力宣传学科优势和学科建设发展方向，扩大影响，为医院发展储备好人才，营造良好的人才工作环境。

随着就医环境的改善，患者认可度不断提高，医院要想寻求更好的发展，在未来的市场竞争中立于不败之地，就要加强人才的培养，这是医院现代化建设能否持续发展的关键，而对于医院人才引进的发展方向，关键一点是基于对病种病源的数据分析。因此，医院应根据对门诊就医病种和住院病种的分析，判断医院核心技术利用情况，专家特长发挥情况，通过分析医院重大疾病贡献率排名的分析结果，以及对医疗保险单病种费用分析的结果，判定医院在将来的发展运营中，人才引进方向，根据医院发展需要，合理配备人力资源。

3. 根据来院就诊患者费用，分析确定医院提高服务能力的方向　目前，在激烈的医疗市场竞争中，医院服务能力建设最易凸显医院的差异，如何分析确定医院提高服务能力的方向，通过向患者提供良好的诊断救治服务、健康管理服务等一系列贯穿于患者就医全过程的服务，从而吸引更多的患者就诊，提高医院的品牌影响力。

对于服务能力方向判定的重要基础之一是对医院就诊患者费用的分析。解放军总医院就诊患者的费用按身份分类军队人员就医费用、医保人员就医费用和全费人员就医费用，通过此角度的分析，得出医院在将来的发展中应该注重医保患者的收治和管理，吸引更多的北京市医保患者来院就诊。

就诊患者费用按照费用构成还可分为药品费、护理费、床位费等，通过此角度的分析，判定医院将来的服务发展方向侧重点，建立一整套完善的服务机制，确定医院的近期和远期服务目标。

4. 收费对医院预算的影响　通过对医疗收费数据的分析，得出医院预算编制应由下自上进行编制。

（1）科室一级：可以通过提取系统中本科室近几年的手术收入、检查收入、挂号收入以及本科室的床位拥有数、核心技术拥有数，预测生成科室一级的医疗收入预测分析报告。

（2）临床部一级：各科室将医疗收入预测分析报告汇总到各临床部，各临床部从系统中提取相关的收入指标数，得出临床部一级的医疗收入预测分析报告。

（3）院级：由挂号收费科统一汇总各临床部上交的医疗收入指标预测，结合医疗收入内涵增长比、增收因素和减收因素预测出院级医疗收入指标数，同时根据各临床部和各科室的收入测算比例，将预测指标摊回各临床部和各科室。

（二）医院临床科室建设中应用数据发掘的应用

医疗费用的增长是目前医疗领域的一个重大问题，医疗数据的采集和研究可以反映卫生事业的质量以及临床建设水平。临床科室是医院的主体，临床科室管理的好坏，直接反映医院管理的整体水平，抓住临床科室管理就抓住了医院管理的基石。管理要用数据来说话，要根据医疗费用、费用架构比等来体现。

1. 根据患者门诊和住院费用的结构分析，帮助科室预测未来确定科室核心技术发展方向　根据一定时间提取的门诊和住院患者医疗费用数据进行分析，详细列出病种、就诊科室、住院人数、住院天数、住院费用总额、门诊就诊人数、门诊医疗费用等。通过对就诊人次分析，可以看到哪个科室的收容最高、对就诊病种分析可以掌握科室就诊人群的疾病种类，可以帮助科室主任详细了解科室研究方向及重点研究课题。

2. 根据患者门诊和住院费用的结构分析，帮助科室进行成本控制　科室门诊患者次均费用、住院患者就诊天数、日均费、次均费用指标，可以看出科室成本控制是否超出预计指标，使用的药品和耗材是否合理，可以直接反映科室医疗过程中是否存在超目录使用药品材料的情况。通过图15-3（彩图见书末）可以直接看到临床部、临床科室在使用目录外药品和耗材的情况。

3. 通过病种分析、查看患者医疗费用情况　人均住院费用与住院天数、医疗总费用呈正相关，住院天数越长，人均总费用越高。随着住院天数的增加，治疗费用在人均总费用的构成比明显增高，材料及其他费用在人均总费用的构成比逐渐降低。大额费用的患者就诊科室以外科为主，因为会发生手术治疗，住院天数较其他科室稍长。

4. 通过病种和单病种医疗费用，查看是否属于合理医疗　根据ICD-10疾病分类标准，统计大额费用病例的疾病分布情况。不同种类疾病费用有差异。

费用构成以药费和治疗费为主，两项合计超过了大额病例人均费用60%。因此，要真正做到有效控制大额住院医疗费用的增长，必须有针对性地进行有效的管理，力求做到“高效、低耗”，规范科室临床路径操作，在确保医疗质量的同时，减少不必要的资源浪费。

（1）控制超长住院，降低住院医疗费用：住院患者平均住院天数在7～10天，通过对在院患者数据抽查，个别患者住院天数高达300余天。住院天数与住院费用呈现明显的正相关，说明住院天数的长短对住院费用的影响重大。因此，控制住院费用就是控制人均住院费用和住院天数两个指标。医院可以把这两项指标作为随时监控、考核的指标，加快病床周转、减少住院天数，尽早诊断、合理检查、合理用药，切实降低住院费用。

（2）降低药费比例，合理调整医院费用结构：药品费用是医疗费用的重要组成部分，在整个医疗过程中占有相当大的比例，这也是大额病例资源消耗的重要原因，因而医疗费用的控制焦点之一就是如何控制药品费用的迅速增长。目前，北京市医保采取“总量控制、结构调整”，在一定程度上可以节约医疗成本，控制医疗费用。

（3）正确处理危重病例，减少医疗资源的浪费：对于那些诊断明确的慢性病反复发作、功能衰竭、濒临死亡的危重患者，医务人员需要认真考虑适宜的处理方式。

（4）加强单病种质控，降低患者费用负担：单病种质量控制是通过对单病种从诊断、检查、治疗、效果以及成本费用实行较全面的监控，在重点控制医疗质量的前提下，着重控制平均住院天数、平均住院费用以及医疗成本，以达到提高医疗质量、降低成本、减少不合理费用、充分利用卫生资源增加服务效益的目的，单病种各月盈余如图 15-4 所示（彩图见书末）。

（三）医院辅诊科室建设中的应用

1. 根据患者门诊住院费用分析，确定医技科室费用的合理增长　辅诊科室是辅助医疗科室，协助临床科室进行检验检查，合理地对患者进行相关检查，在增加医院医疗收入的同时，可为患者疾病诊断给予正确建议。因此，对辅诊科室费用进行分析，确定费用发生的合理性非常有必要。

针对一个科室一定时间医疗费用来看，同一时间段，相同患者所产生的医疗费用是否有变化，是增长还是降低，从中可以看出次均费用的变化；对住院患者检查项目的数据提取，可以看出是否有重复治疗的现象；对门诊同病种的检查项目分析，可以看出是否存在过度医疗和重复检查的情况。为规避以上现象发生，就要规范医师医疗行为，做到合理医疗。

2. 根据患者门诊住院费用分析，可以了解医技科室技术能力、工作效率和软硬件配备合理性　个别医院存在外诊患者，就是在某院的患者需要做某项治疗，但是该院无法满足就需要患者到院外进行检查，拿回结果到院后再进行下一步治疗。如果一个医院存在许多这样的情况，就反映出医院的硬件和技术存在不足，不能满足正常医疗服务。

门诊患者就诊人次、各科室就诊人次、住院患者科室收容率、手术指标等可以反映门诊患者就诊时间长短、住院患者手术台次安排密度、床位周转率等。这些数据指标直接体现医院软件状态，反映出医院医疗真实状态，各级领导可以针对性地进行整改。

（四）医院财经部门对数据发掘和分析的应用

1. 挂号数据

（1）挂号权限设置：挂号权限应分级设置，不同的部门和人员具备不同的挂号权限，非挂号科室不应有挂号权限。医院的预约挂号系统由计算机室负责维护，挂号权限开放及使用由挂号收费科统一管理，医疗处负责监管。除挂号职能科室等应该具有挂号权限的科室外，其他科室不允许有挂号权限。

（2）专家工作量：因专科特色和接诊特点不同，各专家单次出诊接诊量有很大差异。如工作日门诊，半天门诊接诊量按规定约为 20 人次，实际情况是往往达到 50 ~ 70 人次。专家接诊量并非越多越好，应进行科学分析加以规范。

2. 收费 患者费别分为军队医改、地方医保、全费几类，根据不同费别患者的医疗费用明细，如科室、费别、就诊数量、病种、费用、次均费用、地区分布来分析，可以看出科室收治患者的地区分布、病种分类等信息；医疗费用和次均费用可以看出是否合理医疗。

参考文献

1. 叶朗. 现代医学体系. 北京：北京大学出版社，1988：351.
2. Aldrich P. Tailor-made recipes；how to streamline production，cut costs，standardize recipes. Hosp-Manage，1956，82（1）：88-92.
3. 程晓明. 卫生经济学. 北京：人民卫生出版社，2006.
4. Michael E Drummond. 卫生保健项目经济学评估方法. 李士雪，译. 北京：人民大学出版社，2008.
5. 武广华. 病种质量管理与病种付费方式. 北京：人民卫生出版社，2006.
6. 饶克勤 刘新明. 国际医疗卫生体制改革与中国. 北京：中国协和医科大学出版社，2007.
7. 马斌荣. 医学统计学. 北京：人民卫生出版社，2005.
8. 芮苏敏. 卓越的医院管理. 北京：中国标准出版社，2008.
9. 曹秀堂，代伟，郝璐. 医院信息利用系统中的数据转储方法探讨. 中国医院，2007，11（12）：13-14.
10. 曹秀堂，陈波，郭建刚. 医院学科评估方法与应用. 解放军医院管理杂志，2009，16（2）：110-112.
11. 冯丹，曹秀堂，刘丽华. 医师绩效管理 KPI 设计与实现. 中国医院，2009，13（10）：16-19.
12. Leomand L Berry. 向世界最好的医院学管理. 北京：机械工业出版社，2009.
13. Cynthia Lee，Cynthia Lee，Philip Bobko. The Importance of Justice Perceptions on Pay Effectiveness：A Two-Year Study of a Skill based Pay Plan. Journal of Managememt，1999，25：851 -873.
14. Edilberto F. Montemayor. Congruence between Pay Policy and Competitive Strategy in High performing Firms. Journal of Management，1996，22（6）：889-908.
15. Edward E. Lawler. Research Directions. Human Resource Management Review，2000，10（3）：307-311.
16. 蔡良奇，邓安侠，钟健. 全预约服务模式的探讨与实践. 中国医院，2011，15（4）：5-7.
17. 陈航. 21 世纪医院信息化管理. 医学信息，2005，18（3）：13-15.

18. 郝瑞生，林美雄，张文．实行预约门诊服务之我见．中国医院，2010，1（4）：75-76.
19. 任益炯，陶素莉，张澄宇．公立医院预约挂号服务内容现况分析．解放军医院管理杂志，2010，17（12）：1190-1192.
20. 江其玫．我国公立医院医疗服务收益管理体系构建——理论与对策．南京：东南大学出版社，2011.
21. 苏强．医疗服务管理工程．北京：科学出版社，2013.
22. Judy Worth，Tom Shuker，Beau Keyte，et al. 精益医疗实践—用价值流创建患者期待的服务体验．郦宏，赵自闲，译．北京：机械工业出版社，2014.
23. 王晓春，陈尔齐．简明中外医学史．苏州：苏州大学出版社，2008.
24. 陈文叔．医之魂——医疗服务中的人文关爱和沟通艺术．北京：人民军医出版社，2012.
25. 张鹭鹭，马玉琴．中国医药卫生体制改革循证决策研究．北京：科学出版社，2011.
26. 韩启德．医疗对健康只起 8% 作用 民众须警惕“过度诊断”．中国青年报，2014-05-25.
27. 徐国平．建设基础医疗服务价值（收费）体系促进医疗资源合理配置．卫生经济研究，2012（305）：6-9.
28. 董军，李小华，王保真．病人购买行为的价值特征与医院经营策略．中国卫生事业管理，1999（128）：60-62.
29. 肖会平，卢玮．二十一世纪医生的价值追求．中国医学伦理学，2002，15（6）：36-37.
30. 丁涵章．现代医院管理全书．杭州：杭州出版社，1999.
31. 王耀辉，陈海啸，朱琳．基于顾客感知价值的医院管理策略探讨．中国农村卫生事业管理，2010，30（7）：548-550
32. 武广华．病种质量管理与病种付费方式．北京：人民卫生出版社，2006.
33. 韩凤．它山之石——世界各地医疗保障支部考察报告．北京：中国劳动社会保障出版社，2007.
34. 王虎峰．医疗保障．北京：中国人民大学出版社，2011.
35. 姚岚，熊先军，任苒．医疗保障学．北京：人民卫生出版社，2005.
36. 黄永超．浅谈患者住院的医嘱和收费与医患关系．法制与经济，2011.
37. 王修凯．住院收费结账数据不一致的解决与分析．中国医院统计，2004.
38. 林鲤洁，温文沛．影响住院收费准确率的原因分析与对策．现代医院，2006.
39. 李云涛，李继忠．军队基层医院远程医学的建设与体会．实用医学杂志，2011，28（9）：849-850.
40. 郭美娜．3G 时代的远程医疗．医疗卫生装备，2009，30（8）：29-31.
41. 李包罗，傅征．医院管理学信息管理分册．北京：人民卫生出版社，2011：12-31.
42. 刘敏超．301 模式一卡通整体设计与实现．中国数字医学，2012，7（7）：5-6.

43. 张震江. 301模式一卡通网络方案设计与应用. 中国数字医学, 2012, 7 (7): 2-4.
44. 季磊. 301模式一卡通通讯模块的设计与实现. 中国数字医学, 2012, 7 (7): 7-9.
45. 余浩. 301模式一卡通自助服务设计与实现. 中国数字医学, 2012, 7 (7): 10-12.
46. 唐婵懿. 301模式一卡通持卡结算的设计. 中国数字医学, 2012, 7 (7): 13-15.
47. 郭旭. 301模式一卡通对账模块的设计与实现. 中国数字医学, 2012, 7 (7): 16-18.
48. 郭华源. 周汉兵, 等. 通用治疗申请与计价软件的研制与应用. 中国数字医学, 2012, 7 (7): 19-21.
49. 李包罗. 医院管理学 (信息管理分册). 北京: 人民卫生出版社, 2003.
50. 郝模. 医药卫生改革相关政策问题研究. 北京: 科学出版社, 2009.
51. 饶克勤, 刘新明. 国际医疗卫生体制改革与国家. 北京: 中国协和医科大学出版社, 2007.
52. 李琼. 中国全民医疗保障实现路径研究. 北京: 人民出版社, 2009.
53. 保罗·萨缪尔森, 威廉·诺德豪斯. 微观经济学. 北京: 人民邮电出版社, 2012.
54. 侯炳辉. 信息化历程上的脚印. 北京: 清华大学出版社, 2011.
55. 龚沛曾, 杨志强. 大学计算机基础. 北京: 高等教育出版社, 1998.
56. 刘勇. 计算机网络基础与实践. 北京: 机械工业出版社, 2012.
57. 中国药学会药事管理专业委员会. 中国医药卫生改革与发展相关文件汇编. 北京: 中国出版社, 2013.
58. 美国医疗机构评审国际联合委员会. 美国医疗机构评审国际联合委员会医院评审标准. 北京: 中国协和医科大学出版社, 2008.
59. 李涛. 项目管理. 第2版. 北京: 中国人民大学出版社, 2005.
60. 赵惠源, 蔡忠军, 陆恒, 等. 医院运营艺术. 北京: 人民卫生出版社, 2013.
61. 徐根兴. 资本运营教程. 北京: 中共中央党校出版社, 1998.
62. 李程伟, 徐君. 社区服务导论. 北京: 中共中央党校出版社, 2005.
63. 孙钱章. 中国经济管理思想史简编. 北京: 中共中央党校出版社, 1995.
64. 贾洪波. 中国基本医疗保险制度改革关键问题研究. 北京: 北京大学出版社, 2013.
65. 乌日图. 医疗保障制度国际比较. 北京: 化学工业出版社, 2003.
66. 杨良初. 社会保障基金管理. 北京: 中国财政经济出版社, 2003.
67. 朱幼棣. 大国医改. 北京: 世界图书出版公司, 2011.
68. 吴素香. 医学伦理学. 广州: 广东高等教育出版社, 2013.
69. 刘汉东. 灵魂与程序——中国传统政治文化分析. 北京: 国际文化出版社, 1989.
70. 王德章, 金明华, 李龙. 价格学. 北京: 中国人民大学出版社, 2006.
71. 亚当·斯密. 国富论. 北京: 译林出版社, 2011.
72. 王宏甲. 人民观. 北京: 中国人民大学出版社, 2013.

任务阶段	第一阶段							第二阶段							第三阶段							第四阶段							第五阶段		
星期																															
日期	1	2	3	4	5	6	7	8	9	10	11	12	13	14	15	16	17	18	19	20	21	22	23	24	25	26	27	28	29	30	31
具体任务																															
项目单位与负责人																															
医院																															
任务1																															
任务2																															
任务3																															
银行																															
任务1																															
任务2																															
任务3																															
自助机具商																															
任务1																															
任务2																															
任务3																															
其他单位																															
任务1																															
任务2																															
任务3																															

图 2-7 项目进展控制图

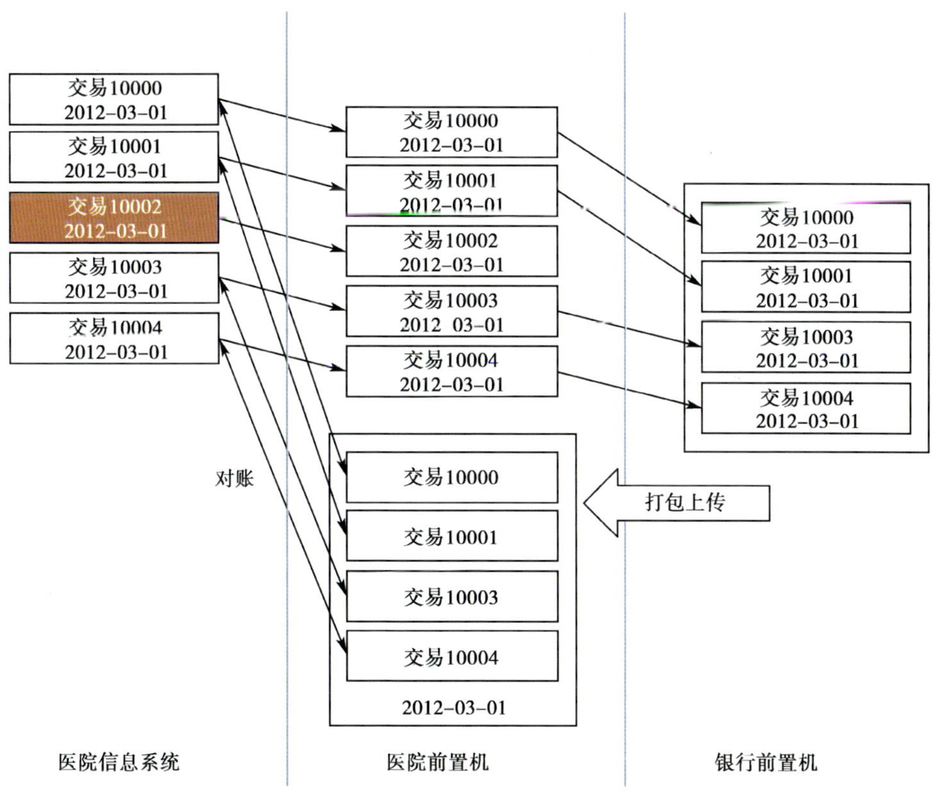

图 3-8 扣费交易对账流程图

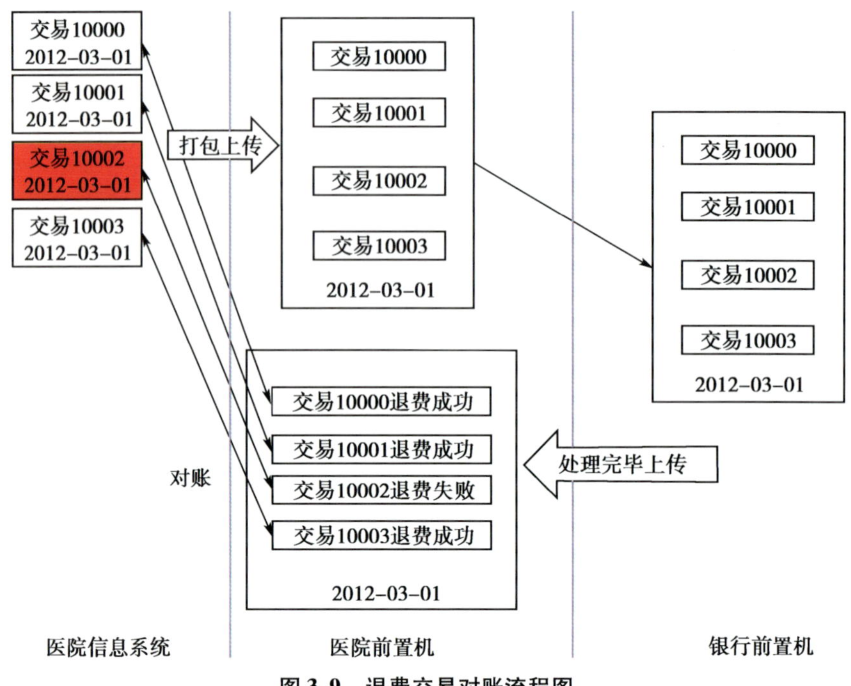

图 3-9 退费交易对账流程图

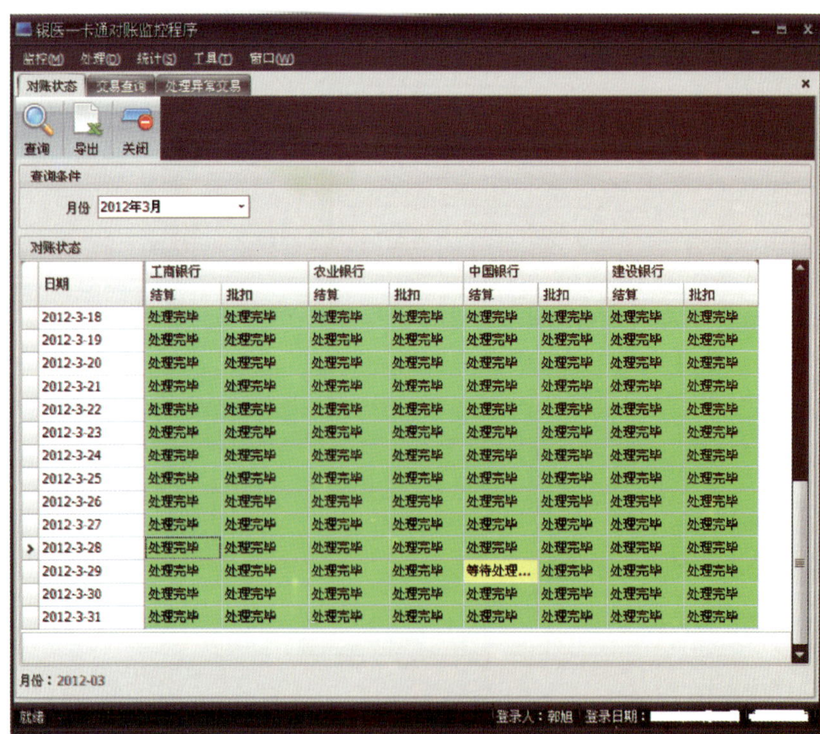

日期	工商银行		农业银行		中国银行		建设银行	
	结算	批扣	结算	批扣	结算	批扣	结算	批扣
2012-3-18	处理完毕	处理完毕	处理完毕	处理完毕	处理完毕	处理完毕	处理完毕	处理完毕
2012-3-19	处理完毕	处理完毕	处理完毕	处理完毕	处理完毕	处理完毕	处理完毕	处理完毕
2012-3-20	处理完毕	处理完毕	处理完毕	处理完毕	处理完毕	处理完毕	处理完毕	处理完毕
2012-3-21	处理完毕	处理完毕	处理完毕	处理完毕	处理完毕	处理完毕	处理完毕	处理完毕
2012-3-22	处理完毕	处理完毕	处理完毕	处理完毕	处理完毕	处理完毕	处理完毕	处理完毕
2012-3-23	处理完毕	处理完毕	处理完毕	处理完毕	处理完毕	处理完毕	处理完毕	处理完毕
2012-3-24	处理完毕	处理完毕	处理完毕	处理完毕	处理完毕	处理完毕	处理完毕	处理完毕
2012-3-25	处理完毕	处理完毕	处理完毕	处理完毕	处理完毕	处理完毕	处理完毕	处理完毕
2012-3-26	处理完毕	处理完毕	处理完毕	处理完毕	处理完毕	处理完毕	处理完毕	处理完毕
2012-3-27	处理完毕	处理完毕	处理完毕	处理完毕	处理完毕	处理完毕	处理完毕	处理完毕
2012-3-28	处理完毕	处理完毕	处理完毕	处理完毕	处理完毕	处理完毕	处理完毕	处理完毕
2012-3-29	处理完毕	处理完毕	处理完毕	处理完毕	等待处理...	处理完毕	处理完毕	处理完毕
2012-3-30	处理完毕	处理完毕	处理完毕	处理完毕	处理完毕	处理完毕	处理完毕	处理完毕
2012-3-31	处理完毕	处理完毕	处理完毕	处理完毕	处理完毕	处理完毕	处理完毕	处理完毕

图 3-10 一卡通对账监控程序

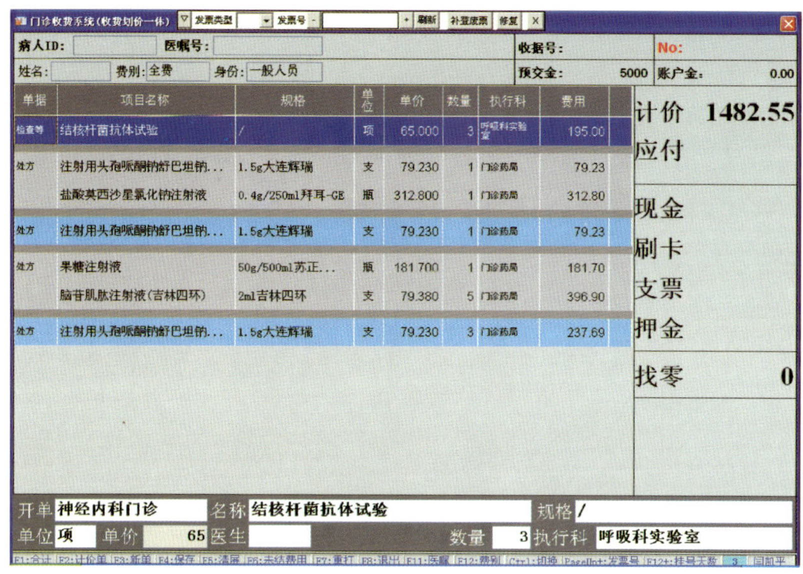

图 6-6　门诊患者费用结算信息界面

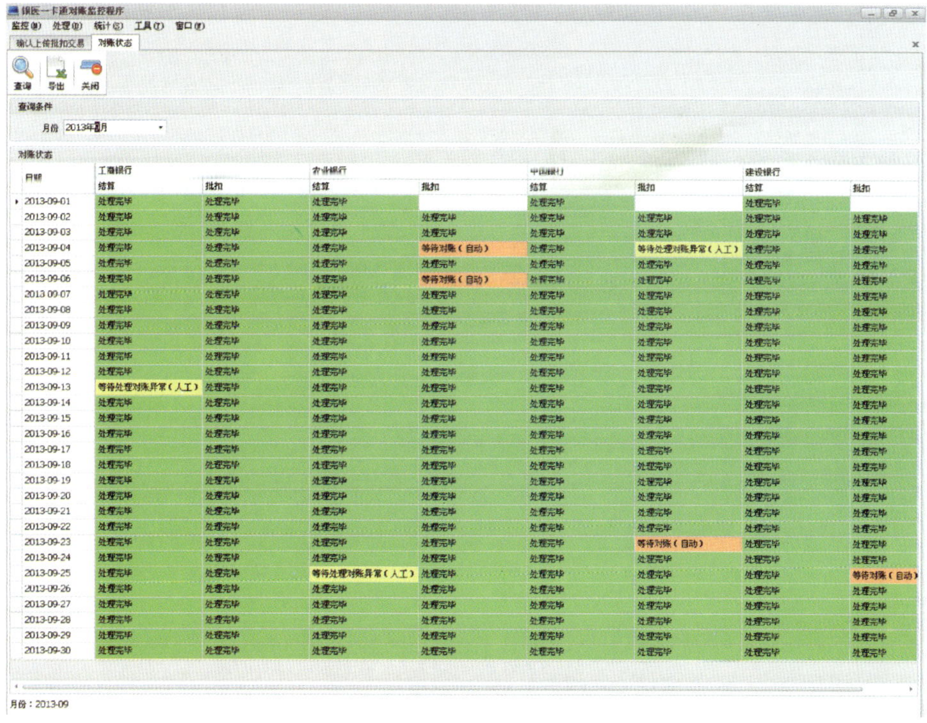

图 6-9　自助缴费机缴费后台自动对账监控图

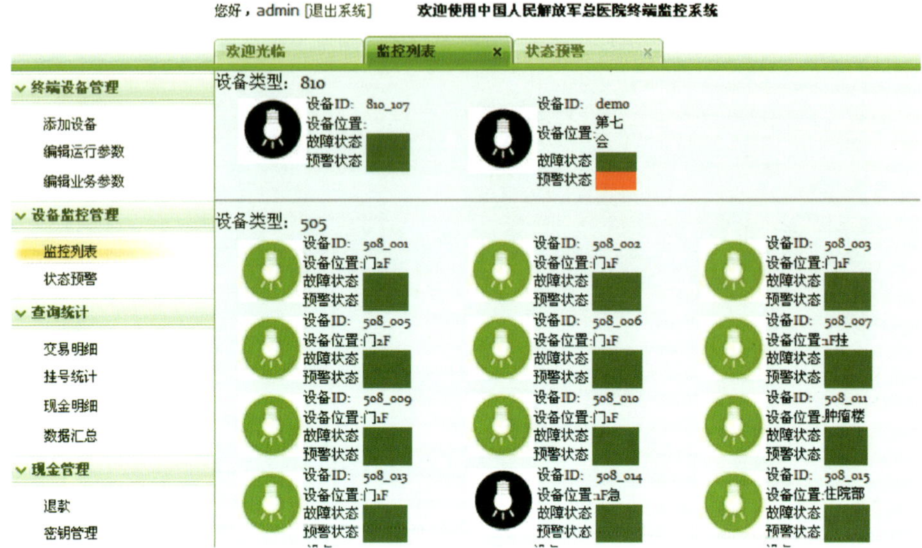

图 6-10　自助机具状态监控截图

银医一卡通对账监控程序

监控(M)　处理(D)　统计(S)　工具(T)　窗口(W)

门诊结账查询　对账状态　交易查询　服务器对账日志

关闭

下载日志　上传日志

下载序号	文件类型	银行	会计日期	文件序号	是否错误	错误原因	下载时间
1	交易对账文件	工商银行	2011-07-24	01	☐		2011-07-25 09:12:27
2	交易对账文件	农业银行	2011-07-23	01	☐		2011-07-26 06:55:45
3	交易对账文件	农业银行	2011-07-24	01	☐		2011-07-26 06:55:46
4	交易对账文件	工商银行	2011-07-25	01	☐		2011-07-26 08:04:10
5	交易对账文件	农业银行	2011-07-25	01	☐		2011-07-26 08:24:05
6	交易对账文件	建设银行	2011-07-24	01	☐		2011-07-26 08:24:10
7	交易对账文件	建设银行	2011-07-25	01	☐		2011-07-26 08:24:14
8	交易对账文件	工商银行	2011-07-26	01	☐		2011-07-27 06:55:51
9	交易对账文件	农业银行	2011-07-26	01	☐		2011-07-27 06:55:54
10	交易对账文件	建设银行	2011-07-26	01	☐		2011-07-27 06:55:56
11	交易对账文件	工商银行	2011-07-27	01	☐		2011-07-28 06:55:54
12	批扣反馈文件	工商银行	2011-07-27	01	☐		2011-07-28 06:55:56
13	交易对账文件	农业银行	2011-07-27	01	☐		2011-07-28 06:55:56
14	交易对账文件	建设银行	2011-07-27	01	☐		2011-07-28 06:55:59
15	批扣反馈文件	工商银行	2011-07-27	01	☐		2011-07-28 14:25:49
16	批扣反馈文件	工商银行	2011-07-26	01	☐		2011-07-28 14:31:07
17	交易对账文件	工商银行	2011-07-28	01	☐		2011-07-29 06:55:38
18	批扣反馈文件	工商银行	2011-07-28	01	☐		2011-07-29 06:55:41
19	交易对账文件	农业银行	2011-07-28	01	☐		2011-07-29 06:55:41
20	交易对账文件	中国银行	2011-07-28	01	☐		2011-07-29 06:55:43
21	交易对账文件	建设银行	2011-07-28	01	☐		2011-07-29 06:55:45
22	交易对账文件	工商银行	2011-07-29	01	☐		2011-07-30 06:55:28
23	交易对账文件	农业银行	2011-07-29	01	☐		2011-07-30 06:55:31
24	交易对账文件	中国银行	2011-07-29	01	☐		2011-07-30 06:55:33

图 7-7　对账监控程序

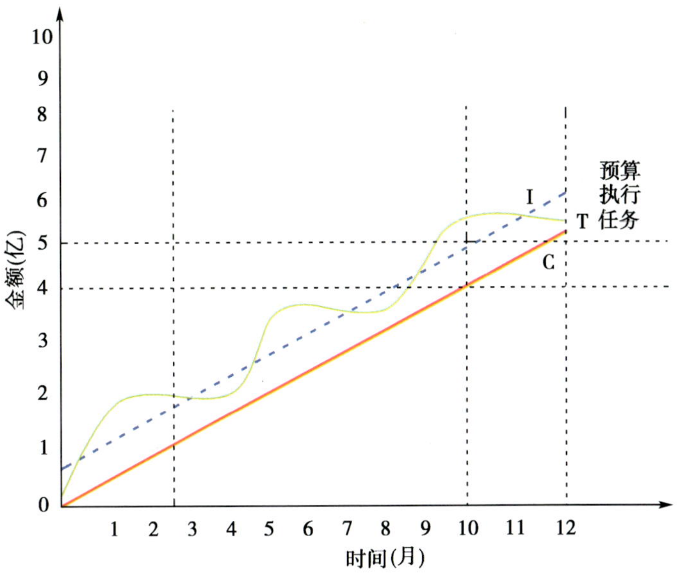

图 13-1　预算动态控制图

I 是预算曲线，即围绕任务设定的财务预算；C 是成本曲线；T 是任务完成曲线。管理者只要按时间序列对照三条曲线即可掌控预定工作任务

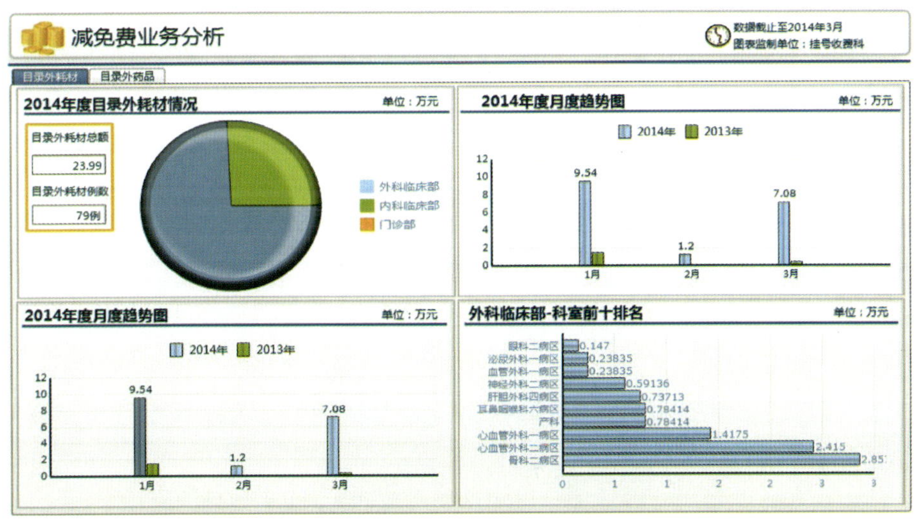

图 15-3　使用目录外药品和耗材的情况

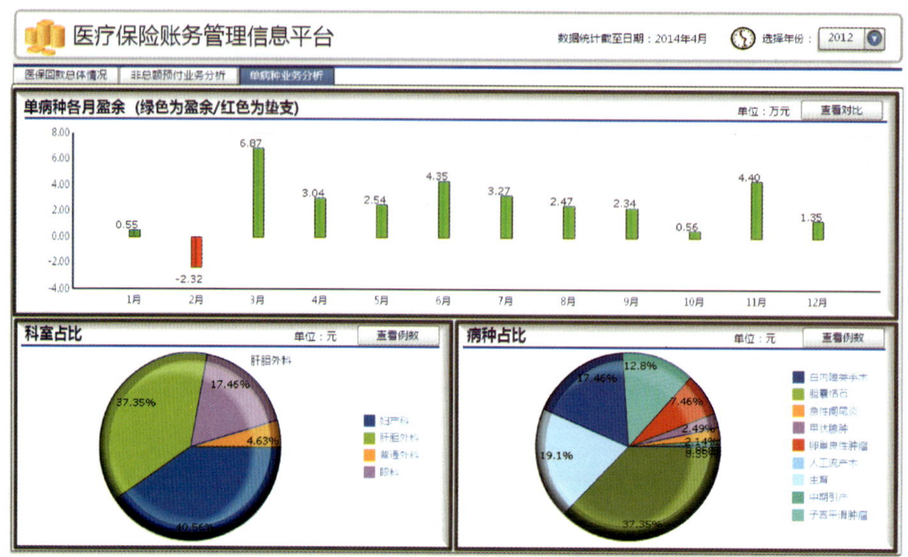

图 15-4　单病种各月盈余图

表 12-1　现金收支日报表

填制日期：　　年　月　日

上交收费票据金额		实际收入金额	
预交金收入		现金	
住院医疗收入		银行卡	
门诊医疗收入		支票进账单	
一卡通专线收入		POS 专线回款	
其他收入		汇款收据抵账	
收回周转金		专线基金	
		财务专线基金	
门诊挂号收入		医保统筹支付	
对外退款		单病种差额	
		应收门诊医保基金	
退汇款			
合　　计：		合　　计：	
核定库存现金余额：			###
退 POS：（份）		POS 预交累计	
		已交次日 POS	
本日累计库存现金余额：			###

记账人：　　　　　　　　制表人：